HEUTIGER STAND DER THERAPIE DER HAUTKRANKHEITEN

NACH BERICHTEN AUF DER THERAPIETAGUNG
DER SÜDWESTDEUTSCHEN DERMATOLOGEN - VEREINIGUNG
AM 22./23. OKTOBER 1955 IN FRANKFURT AM MAIN

HERAUSGEGEBEN VON

DR. ERICH LANDES

OBERARZT DER UNIVERSITÄTS-HAUTKLINIK
FRANKFURT AM MAIN

MIT 24 ABBILDUNGEN

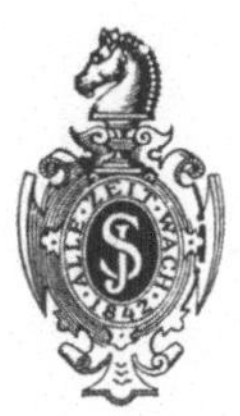

SPRINGER-VERLAG
BERLIN HEIDELBERG GMBH

Vorwort

In der Dermatologie, wie in allen Gebieten der Medizin, breitet sich insbesondere seit dem Bekanntwerden der Chemotherapeutica und Antibiotica eine Therapiebegeisterung aus, die — wie jede Begeisterung — nicht immer durch den Verstand gesteuert wird. Eine merkantile Forschungsrichtung kommt den Wünschen eines therapiegläubigen, vielfach oberflächlich orientierten Publikums entgegen. Dies führt naturgemäß zu einem Angebot an Heilmitteln, das den Arzt vor eine schwierige, ja vor eine für den einzelnen unlösbare Aufgabe stellt.

Jüngstens erinnerte SCHÖNFELD an JULIUS ENGEL-REIMERS, der seinen Mitarbeitern zu raten pflegte: „Ein neues Mittel wenden Sie nur an, wenn man in einem Jahr überhaupt noch davon spricht, oder wenn Sie nach einem Jahr nicht eine tolle Schweinerei davon gehört haben." Diesen Ausspruch sollte man sich auch heute bei der oft kritiklosen Anwendung neuer Mittel immer wieder ins Gedächtnis rufen.

Es ist notwendiger denn je, die Spreu vom Weizen zu sondern. Wir haben daher auf einer „Therapietagung" der Südwestdeutschen Dermatologen-Vereinigung am 22./23. Oktober 1955 versucht, einen Überblick über den heutigen Stand der Therapie der Hautkrankheiten zu geben. Erfahrene Kliniker berichteten kritisch über umstrittene Fragen der Therapie in den einzelnen Gebieten unseres Faches. Von verschiedenen Seiten wurde der Wunsch nach einer zusammenfassenden Veröffentlichung geäußert. Mit dem freundlichen Einverständnis der Autoren habe ich daher die Vorträge gesammelt und meinen Oberarzt, Dr. ERICH LANDES, veranlaßt, sie geschlossen herauszugeben.

An dieser Stelle darf ich allen Beteiligten für ihre Unterstützung herzlich danken, insbesondere auch Herrn Dr. FERDINAND SPRINGER, der nicht gezögert hat, die Veröffentlichung in dieser Form zu ermöglichen.

Frankfurt am Main, Februar 1956

OSCAR GANS

Inhaltsverzeichnis

Aus der Hautklinik der Reichsuniversität Leiden (Holland)
(Direktor: Prof. Dr. H. W. SIEMENS)

Grundsätzliches über die äußere Therapie der Hautkrankheiten

Von

H. W. SIEMENS

Durch systematische Anwendung der Einseitenbehandlung konnte der Vortragende folgende *Tatsachen* auffinden bzw. zum ersten Male klinisch-experimentell sicherstellen:

Der *Strophulus* heilt bei Aufnahme in die Klinik ausnahmslos spontan auch unter Anwendung einer Provokationsdiät.

Das *Eczema pruriginosum* (konstitutionelles Ekzem, atopic dermatitis) zeigte bei Aufnahme in die Leidener Klinik ebenfalls in *allen* Fällen eine mehr oder weniger vollständige Spontanheilung.

Die *Psoriasis* heilte bei Klinikaufnahme innerhalb vier Wochen in einem Drittel der Fälle spontan, teils vollständig, teils mit Restherden.

Bei der *Pityriasis rosea* gibt die Anwendung einer indifferenten Applikationsform bessere Resultate als das Abwarten auf die Spontanheilung; dagegen haben die gebräuchlichen spezifischen Mittel (Schwefel, schwach konzentriertes Chrysarobin) *keinen* Einfluß auf das Tempo der Abheilung.

Die *Reizung durch fette Salben* im Beginn einer Ekzembehandlung verschwindet oft wieder trotz Weiterbehandlung mit der betreffenden Salbe; die Reizung kann ausbleiben, wenn man der Salbe differente Mittel (Schwefel, Quecksilber) beifügt.

Bei der „*Fernreizung*" unbehandelter gesunder Hautregionen wird das betreffende Medikament an den behandelten Ekzemstellen oft anstandslos vertragen.

Medikamente, die *reizlos vertragen* werden, können trotzdem die spontane Abheilung verhindern, ja sogar das Auftreten neuer Krankheitsherde provozieren.

Heilmittelteste können negativ ausfallen, wenn die Anwendung des Mittels an den befallenen Stellen reizt; sie können positiv sein, wenn das Mittel an den befallenen Stellen vertragen wird.

Die Überlegenheit des *Steinkohlenteers* über den *Holzteer* (Oleum rusci) bzw. das Tumenol ist bei Psoriasis und Ekzemen im klinischen Experiment ganz überzeugend.

Mit *Schwefel- und Resorcinsalben* läßt sich bei der Psoriasis nicht *mehr* erreichen als mit einer gewöhnlichen Zinkpaste.

Die Dreuwsche *Salbe* wirkt auf die Psoriasis trotz ihrer besseren Schälwirkung weniger stark wie eine gewöhnliche Chrysarobinpaste.

Das *Chrysarobin* wird vom Eczema pruriginosum auch im mehr akuten Stadium ebensogut vertragen wie von der Haut des Gesunden und es zeigt dabei eine fast ebenso gute Heilwirkung wie der Steinkohlenteer.

Bei einseitiger Behandlung treten die *Rezidive* häufig *einseitig* auf und zwar auf der nichtbehandelten Seite; *Schwefel*behandlung dagegen *verzögert* nicht das Auftreten der Rezidive beim Eczema pruriginosum, sondern *beschleunigt* es.

Das *Hinausschieben der Rezidive* wird häufig auch dann beobachtet, wenn die betreffende Seite zwar nicht *stärker*, aber *länger* behandelt wurde wie die andere.

Auf dem Boden dieser Tatsachen behandelt Vortr. die *grundsätzlichen Probleme* der äußeren Therapie der Hautkrankheiten.

Um ein wirkliches Urteil über die Heilkraft unserer äußeren Mittel zu bekommen, sollte man den ekzeptionellen Vorteil, den die äußere Behandlung hinsichtlich der Anstellung von Kontrolluntersuchungen bietet, endlich ausnützen; d. h. es sollte die uralte Forderung einer einseitigen Behandlung, wobei die andere Seite als Kontrolle dient (*Einseitenbehandlung*, Rechts-Links-Behandlung, simultaneous paired comparison method), bei dermato-therapeutischen Untersuchungen allgemein durchgeführt werden.

Derartige Untersuchungen führen in erster Linie zu einer besseren Kenntnis der *Spontanheilungen*, die Hautkranke bei der Aufnahme ins Krankenhaus zeigen. Die bessere Kenntnis der Spontanheilung regt die ätiologische Forschung an; beim Strophulus führte sie zur Aufstellung einer infektiösen Theorie dieses Leidens (Botter), beim pruriginösen Ekzem (Neurodermitis, atopic dermatitis) zur Ablehnung der psychogenen Entstehung (da sämtliche spontan geheilten Patienten vom Säugling bis zum Erwachsenen nach der Entlassung mit gleicher Regelmäßigkeit ihr Rezidiv bekamen), bei der Psoriasis zu einem genaueren Studium des dynamischen Verlaufes dieser Krankheit und ihrer eventuellen Beeinflussung durch körperliche Ruhigstellung einerseits, durch suggestive Einflüsse andererseits.

Die *Reizungen*, die durch die indifferente Salbenbehandlung hervorgerufen werden können, lassen sich ebenfalls bei Einseitenbehandlung besser studieren. Dabei zeigte sich, daß die Verschlimmerung durch fette Salben, die man so oft am Anfang der Ekzembehandlung beobachtet, meist nicht auf wirklicher Unverträglichkeit, sondern auf einer vorübergehenden Empfindlichkeit beruht, welche in manchen Fällen auch durch Zusatz differenter Mittel (Schwefel, Quecksilber) verhindert werden kann. Die Beobachtung der *Fernreizung* in nichtbehandelten Körpergegenden (besonders craquelé-Reizung bei Schwefelbehandlung), wobei die behandelte, erkrankte Hautstelle das Medikament verträgt, konfrontiert uns mit dem Problem einer anscheinenden Sensibilisierung der gesunden Haut gegen minimale Mengen des Wirkstoffes, während auf der behandelten kranken Haut ein rücksichtsloser Therapiestoß (z. B. mit 33% Schwefelvaselin) unmittelbar zur Gewöhnung führt.

Die Einseitenbehandlung führt auch zur Beobachtung unterschwelliger, *„stummer" Reizungen* ("irritations invisibles"), wobei das Medikament keine Erscheinungen von Dermatitis hervorruft, wohl aber die Spontanheilung bzw. die Heilung durch die indifferente Salbengrundlage verhindert (*Heilhemmung*).

Da nur ein Teil aller Reizungen auf wirklicher Allergie beruht, während auf andere Reizungen unmittelbar die Gewöhnung folgt, wirft sich oftmals die Frage auf, ob eine Reizung bedeutet, daß wir das Mittel aus der Behandlung streichen müssen, oder ob sie bedeutet, daß es von nun an besser vertragen werden wird. Durch *Heilmittel-Testung* vermittels Läppchenproben gelang es mit der bisherigen Technik nicht, diese beiden Arten von Empfindlichkeit voneinander sicher zu unterscheiden, da die Teste mehrfach positiv waren bei Kranken, die ein bestimmtes Mittel vertrugen, und negativ bei Kranken, die auf das betreffende Mittel Reizungen bekamen. Diese Beobachtungen machen ein weiteres Studium der Heilmittelteste nötig.

Die methodische Anwendung der Einseitenbehandlung muß mit der Zeit dazu führen, daß wir eine ganz andere Sicherheit des Urteils über den *vergleichsweisen Heilwert* der von uns gebrauchten Präparate bekommen. Es hat sich gezeigt, daß wir hinsichtlich der Heilwirkung so mancher gebräuchlichen Medikamente in grober Selbsttäuschung leben (Unterlegenheit des Schwefels gegenüber dem Teer auch bei seborrhoischen Ekzemen, völlige Ungeeignetheit des Oleum rusci für die Routinebehandlung, Wirkungslosigkeit von Schwefel und Resorcin bei der Psoriasis, Untauglichkeit der DREUWschen Salbe im Vergleich mit gewöhnlicher Chrysarobinpaste). Andererseits gibt es Präparate, deren Anwendung man grundlos scheut (Chrysarobin bei pruriginösem Ekzem). Darum sollte die Prüfung neuer Salben überhaupt für ungenügend gelten, solange sie nicht mit Hilfe der Rechts-Links-Methode durchgeführt wurde.

Wenn wir auf diese Weise versuchen, den *normalen Heilwert* eines Medikamentes bei einer bestimmten Krankheit festzulegen, dann werden wir dabei gleichzeitig auch die atypischen und *paradoxen Heilreaktionen* kennenlernen, die sicherlich bei manchen Medikamenten häufiger, bei anderen weniger häufig vorkommen.

Die Einseitenbehandlung ermöglichte auch die Beobachtung des Phänomens, daß differente Salben, ohne daß sie zu Reizerscheinungen führen, eine weitere Ausbreitung veranlassen, also gewissermaßen eine *„stumme Provokation"* machen können.

Diese ungünstige Wirkung, die manche Medikamente ausüben, kann sich auch auf das Auftreten der Rezidive erstrecken. Treten doch bei der Einseitenbehandlung die *Rezidive oft einseitig* auf, und zwar an der unbehandelten bzw. schwächer behandelten Seite. Nach bestimmten Medikamenten (z. B. nach Schwefelbehandlung beim pruriginösen Ekzem) treten aber die Rezidive häufiger auf der *behandelt* gewesenen Seite auf und *nicht* auf der anderen, die ohne Behandlung bzw. unter indifferenter Behandlung zur Abheilung gekommen war. Es gibt also Präparate, die — ohne Reizungserscheinungen zu bewirken — nicht nur eine konträre *Heil*wirkung, sondern auch eine *konträre Nachwirkung* ausüben, indem sie das Auftreten der Rezidive nicht hinausschieben wie z. B. der Teer, sondern es fördern.

Beim Studium der Nachwirkung zeigte sich, wie zu erwarten, daß hochkonzentrierte Salben den schwächer konzentrierten auch hinsichtlich einer Hinausschiebung der Rezidive überlegen sind. Dies wirft die Frage auf, ob man bei rezidivgefährdeten Fällen nicht die *Maximalbehandlung* anwenden muß, auch wenn diese für die Heilung an sich gar nicht nötig ist. Es zeigte sich aber auch, daß nach einer doppelseitigen, gleich starken Teerkur von 14 Tagen das Rezidiv oft auf derjenigen Seite auftritt, die nur diese eine Kur erhalten hat und nicht auf der anderen, die *drei* derartige Kuren durchgemacht hatte. Die Maximalbehandlung muß also ihr Augenmerk nicht nur auf eine genügend *starke*, sondern auch auf eine genügend *lange* Behandlung richten. Legen doch die mitgeteilten Beobachtungen die Vermutung nahe, daß es verkehrt ist, in hartnäckig rezidivierenden Fällen mit der Behandlung aufzuhören, sobald nichts mehr auf der Haut zu sehen ist, und daß es richtiger wäre, die gesunde Haut mit Teer, Chrysarobin, und dergleichen noch längere Zeit maximal nachzubehandeln, um sie zu feien.

Aussprache

STÜHMER (Freiburg): Die von SIEMENS zum ersten Male planmäßig betriebene Halbseiten-Behandlung bei Hautkranken wird wohl von jeher, wenn auch nicht so systematisch, von allen Dermatologen geübt. Auch die versuchsweise Behandlung einzelner Krankheitsherde mit verschiedenen Mitteln gehört ja dazu. Von der Notwendigkeit maximaler Konzentration der differenten Behandlungsmittel habe ich mich nie überzeugen können. Ich komme bei meiner Hautbehandlung mit einer geringen Anzahl von Mitteln und in einer relativ niedrigen Konzentration sehr gut aus. Die Frage, wie lange zu behandeln sei, darf nicht nach der Wiederherstellung eines einigermaßen normalen Oberflächenbildes der erkrankten Hautstelle beurteilt werden. An die Wiederherstellung der glatten Oberfläche schließt sich die zweite Phase der Behandlung an, die darin besteht, die möglicherweise noch vorhandenen „unsichtbaren Betriebsstörungen" im Sinne v. BERGMANNs, die zu den Rezidiven führen, durch planmäßige Anregung aller Normalfunktionen der Haut zu beseitigen. Hierzu dienen uns in ausgedehntester Weise Schwitzbäder mit anschließender Unterwassermassage zweimal in der Woche und überhaupt allgemeine Bäderanwendungen, Sonnenbäder und dergleichen.

GANS (Frankfurt): a) Es ist das Verdienst von Herrn SIEMENS, immer wieder auf die Bedeutung der Halbseitenbehandlung hingewiesen zu haben und grundsätzlich sich mit Fragen der Therapie in einer so eingehenden Weise beschäftigt zu haben, wie das wohl niemand sonst in Deutschland getan hat.

b) Zur Diskussionsbemerkung von Herrn Prof. STÜHMER (Freiburg), die Rezeptur von Salben und Externa betreffend:

Bezüglich der Empfehlung von Herrn STÜHMER, mehr Rezepte zu schreiben, statt sich auf die Fertigpräparate zu verlassen, möchte ich doch eine Mahnung einfließen lassen. So sehr die eigene Rezeptur von Salben usw. zu begrüßen ist, so ist dies doch meiner Erfahrung nach (Bombay) nur bei zuverlässigen Apothekern empfehlenswert. Es kommt hinzu, daß diese in jedem Einzelfall manuell hergestellten Salben selbstverständlich teurer sein werden als die Fertigfabrikate der Fabriken. Es kommt noch etwas hinzu und das ist die Tatsache, daß jene Firmen, die diese Fertigpräparate liefern, ihren Ruf zu wahren haben, bzw. befürchten müssen, ihn zu verlieren, wenn sie nicht dauernd gleichmäßige und erstklassige Präparate auf den Markt bringen.

KEINING (Mainz): Ganz allgemein gesprochen können wir feststellen, daß die Dermatotherapie in den letzten Jahrzehnten immer indifferenter geworden ist. In der älteren Zeit stellte man die Schwefelwirkung, die Quecksilberwirkung usw. in den Vordergrund. Heute stehen wir mehr unter dem Eindruck, daß es bei der Dermatotherapie in erster Linie auf physikalische Faktoren, die in unseren Dermatotherapeuticis realisiert sind, ankommt. Darüber hinaus steht heutzutage die Anpassung unserer externen Medikamente an die differenten Hauttypen im Vordergrund. Wir wissen, daß der Seborrhoiker weit schlechter Salben als Trockenpinselungen verträgt, während beim Sebostatiker die Salbenbehandlung das Gegebene ist, die Trockenpinselung indessen ihre großen Nachteile besitzt. Hieraus ergibt sich zwangsläufig das Bestreben, die richtige Therapie durch Halbseitenversuche oder durch unterschiedliche Behandlung verschiedener Herde herauszufinden. Auch müssen wir feststellen, daß die Entwicklung hautadäquater Medikamente das Ziel unserer Bestrebungen ist. Aber was ist hautadäquat? Von der Vaseline, vom Lebertran und vielen anderen Fettkörpern läßt sich das wohl schwerlich behaupten. Als hautadäquat könnte man eigentlich nur eine Salbengrundlage bezeichnen, die in ihrer Zusammensetzung dem menschlichen Hauttalg entspricht.

SCHMIDT-LA BAUME (Mannheim): Nach der Schilderung wichtiger Fehlerquellen bei der Beobachtung des Ablaufes von Hauterkrankungen mit dem eindrucksvollen „isomorphen Heileffekt" auf nicht behandelter Stelle sowie Würdigung der Faktoren der Hospitalisierung und Selbstheilungsphasen scheint es mir doch von Wichtigkeit, auf die grundsätzlichen Postulate der systematischen Therapie hinzuweisen. Es kann heute meines Erachtens unter keinen Umständen auf die logisch aufgebaute äußere Therapie je nach dem Stand der Hautentzündung von feuchten Verbänden über Emulsionen zu Salbengrundlagen verzichtet werden.

Auch die Salbengrundlagen an sich sind durch das Studium der Wirkstoffdiffusion so weit geklärt, daß über diese Ergebnisse bei aller Würdigung der Selbstheilungstendenz nicht hinweggegangen werden darf. Ich verweise hier nur kurz auf die Salicyldiffusion aus verschiedenen Salbengrundlagen, wobei das Salicyl aus einer O/W-Emulsion bis zu 60fach mehr diffundiert als aus Vaselin. Daher erklärt sich auch die gute Wirkung der Salicyl-haltigen Vaselingrundlagen zur Keratoplastik oder Keratolyse, z. B. Psoriasis, weil dann das Vaselin als „Wirkstoffbremse" das Salicyl nur in die oberen Hautzellagen diffundieren läßt. Zur Therapie rheumatoider Erkrankungen wäre aber im Gegensatz dazu eine Öl-in-Wasser-Emulsion erforderlich, die den Salicylspiegel im Serum nach kurzer Zeit eindrucksvoll erhöhen läßt.

Ebenso wichtig scheint mir der Hinweis auf die Abhängigkeit der Diffusion der Antibiotica von den Salbengrundlagen, so daß in Zukunft für eine gezielte externe bakteriostatische Therapie auf die in letzter Zeit erarbeiteten Diffusionstabellen nicht verzichtet werden kann (s. SCHMIDT-LA BAUME: „Richtlinien für zweckmäßige Salbengrundlagen von biologischer Sicht aus", Düsseldorf, 22. 4. 1955).

HEITE (Marburg): Es ist zweifellos sehr wünschenswert, daß der Dermatologe bei der Verordnung von Salben weniger von fertigen Präparaten der Industrie Gebrauch macht als vielmehr individuell rezeptiert. Zu bedenken ist dabei nur, daß die offizinell in den Apotheken zur Verfügung stehenden Salbengrundlagen einem Arzneibuch entstammen, das über 20 Jahre alt ist. Zahlreiche modernere Salbengrundlagen (Carbowachse, silikonhaltige Grundlagen o. ä.), die in den handelsüblichen Salben der kosmetischen Industrie weit Verbreitung finden, kann der Arzt nicht rezeptieren, da sie in den Apotheken nicht zur Verfügung stehen. Es wird angeregt, in Zusammenarbeit mit der deutschen Pharmakologischen Gesellschaft auf eine Neubearbeitung des deutschen Arzneibuches zu drängen und hierbei insbesondere die modernen Salbengrundlagen und Emulgierungsmittel besonders zu berücksichtigen.

GREITHER (Heidelberg): Herr Prof. SIEMENS hat von einer Scheinbehandlung gesprochen. Ich möchte glauben, daß man schärfer zwischen äußerer und nichtäußerer Behandlung unterscheiden muß; auch die Scheinbehandlung ist eine

Behandlung. Jores hat kürzlich darauf hingewiesen, wie schwer es ist, naturwissenschaftlich-exakt die Wirkung eines Medikamentes zu beurteilen; um die Rolle der Suggestion auszuschließen, darf nicht nur der Kranke, sondern auch der behandelnde Arzt nicht wissen, wann eine Leertablette und wann das wirksame Arzneimittel verabreicht wird. Ich bin zwar mit Herrn Prof. Kimmig darin einig, daß die differenten Mittel und die der seelischen Beeinflussung unzugänglichen Krankheiten lange vor der Dermatomyositis beginnen, aber ich glaube doch, daß es in der Dermatologie einen großen Bereich gibt, in dem die indifferente oder auch psychische Behandlung eine Rolle spielt. Der Milieuwechsel, den eine Krankenhausaufnahme bedeutet, die Beziehung zu neuen Ärzten, der Nimbus des Professors, all diese Dinge spielen — außer der Möglichkeit der Spontanremission einer Dermatose — eine Rolle und stellen eine Behandlung dar. Man muß also gut zwischen überhaupt nicht behandelten und äußerlich nicht behandelten Fällen unterscheiden.

   Schlußwort. Siemens (Leiden): Siemens meint, daß ein Teil der Diskussionsbemerkungen keine Kritik seiner Ausführungen enthielten, sondern verwandte Gegenstände behandelt haben. Bei der Bemerkung von Greither liegt ein Mißverständnis vor; auch der Vortr. ist der Meinung, daß die Spontanheilung der Psoriasis zum Teil auf suggestiven Einflüssen beruhen kann und er hat das auch gesagt. Die Versuche über die Resorption von Medikamenten aus Salben, die Schmidt-La Baume erwähnte, haben in therapeutischer Hinsicht enttäuscht, weil sich herausgestellt hat, daß eine rasche Resorption nicht gleichbedeutend ist mit kräftiger Wirkung; es kann selbst umgekehrt sein: daß wegen zu rascher Diffusion das Mittel in der Haut nur zu ungenügender Wirkung kommt. Auf Stühmers Einwände antwortet Vortr., er habe nicht gesagt, daß der Steinkohlenteer früher nicht verwendet worden sei, sondern daß er das früher viel mehr verwendete Oleum rusci allmählich verdrängt habe. In der Assistentenzeit des Vortr. wurde in München fast oder ganz ausschließlich Oleum rusci gebraucht, so daß die ganze Klinik danach roch; in Leiden wurde es erst durch den Vortr. als Routinebehandlung abgeschafft. Daß die Idee der Einseitenbehandlung alt ist, hat Vortr. schon in seinen ersten Publikationen ausdrücklich betont; das Neue ist etwas ganz anderes, nämlich die Idee, die Einseitenbehandlung einmal in der Klinik systematisch durchzuführen. Wenn man sagt, daß „Maximalbehandlung Geschmackssache" ist, läßt sich nicht diskutieren, Vortr. glaubt aber dargelegt zu haben, daß die Maximalbehandlung, was sich im übrigen eigentlich von selbst versteht, ein Problem ist und daher ein Forschungsgegenstand. Auf die Bemerkung von Keining, daß alle mitgeteilten Tatsachen bekannt seien, geht Vortr. nicht weiter ein; ihm selbst sind die meisten von ihnen am Anfang sehr überraschend und folglich durchaus nicht bekannt gewesen. Ob Seborrhoiker auf unsere Medikamente ganz anders reagieren wie Sebostatiker, und worin diese Reaktionsunterschiede bestehen, ist klinisch-experimentell noch gar nicht untersucht. Das ist auch zu begreifen, weil man sich nämlich über die Abgrenzung der beiden Typen noch gar nicht einig ist: es geht damit wie mit Dariers Kerose, über deren ungenügende Bestimmtheit schon Jadassohn geklagt hat. Die Vorteile einer indifferenten Behandlung wurden vom Vortr. nicht übersehen; im Gegenteil hat er auf die Wichtigkeit des Beginnes mit indifferenten Salben ausdrücklich hingewiesen. Er hat aber nicht *darüber* gesprochen, sondern über die Nachteile einer zu wenig differenten Behandlung in jenen chronischen Fällen, die zum Spezialisten kommen, weil sie auf indifferente Salben nicht heilen. Die Klage über den Umstand, daß wir dabei „körperfremde Mittel" gebrauchen, macht dem Vortr. den Eindruck einer feindlichen Einstellung gegen unsere schulmäßige Therapie überhaupt. Wir behandeln nämlich *fast immer* mit körperfremden Mitteln; Salvarsan und Sulfonamide sind *auch* körperfremd. Für den Vortr. kommt es nicht darauf an, was hautadäquat ist, sondern was hilft.

Aus der Univ.-Hautklinik Hamburg-Eppendorf (Direktor: Prof. Dr. Dr. Kimmig)

Kritische Stellungnahme zu den modernen Behandlungsmethoden in der Dermato-Venerologie

Von

J. Kimmig

Mit 13 Textabbildungen

Jaspers hat vor kurzem in einem Vortrag über die Idee des Arztes und ihre Erneuerung dargestellt, daß die entscheidenden Fundamente unseres ärztlichen Handelns die naturwissenschaftliche Erkenntnis und das Ethos der Humanität sind. Die naturwissenschaftliche Erkenntnis ist für den verantwortlichen Arzt etwas sich stetig Entwickelndes und damit sich Erneuerndes. Die ständige Erneuerung ist dann am besten gewährleistet, wenn wir die Tragfähigkeit der Grundlagen unserer Behandlungsmethoden immer wieder überprüfen. Die Behandlungsmethoden haben sich in den letzten 15 Jahren, besonders in unserem Fach, so grundlegend geändert und weiterentwickelt, daß die Venerologie nahezu kaum noch interessante Probleme bietet; nicht ganz so stürmisch verlief die Entwicklung auf dem Gebiete der Dermatologie.

Die Chemotherapie der bakteriellen Erkrankungen schien durch die Entdeckung der Sulfanilamide und Antibiotica endgültig gelöst. Trotzdem ist das Phänomen, daß wir in jedem Jahr mit immer neuen Präparaten aus beiden Reihen überschüttet werden, nicht nur durch Entwicklungsbedürfnisse unserer pharmazeutischen Industrie zu erklären. Vergleicht man in vitro die Wirksamkeit der Sulfanilamide mit den Antibiotica, z. B. Penicillin oder Tetracyclinen, dann sieht es so aus, als ob wir heute auf die Sulfanilamide verzichten könnten.

Während im Reagenzglas die Unterschiede beider Gruppen um viele Zehner-Potenzen auseinanderliegen, verschieben sich im Tierversuch die Verhältnisse so, daß sich die Wirkungsgrenze in der Differenz einer Zehner-Potenz unterbringen lassen.

Tabelle 1. *Dosierung zur sicheren Ausheilung der Aronsonsepsis*

	mg/20 g Maus
Sulfanilamid	60,0
Sulfapyridin	15,0
Sulfathiazol	30,0
Sulfaäthylthiodiazol	30,0
Sulfadiazin	6,0
Penicillin	0,06
Aureomycin	0,45
Terramycin	0,45
Tetracyclin	0,45
Streptomycin	1,0
Chloromycetin	7,5
Erythromycin	6,0

Die Unterschiede zwischen Kultur und Tierversuchen sind nicht nur durch die in den Kulturmedien für bakterielle Infektionen immer vorhandene para-Aminobenzoesäure zu erklären, sondern erklären sich zweifellos durch die im Organismus einsetzende Phagocytose der durch die Chemotherapeutica bzw. Antibiotica gehemmten Erreger.

Tabelle 2. *In vitro-Wirksamkeit von Sulfonamiden und Antibiotica*

	Staphylococcus aureus Oxford	Escherichia coli
Sulfanilamid	1 : 1000	1 : 1000
Sulfapyridin	1 : 1000	1 : 1000
Sulfathiazol	1 : 2000	1 : 1000
Sulfaäthylthiodiazol	1 : 2000	1 : 1000
Sulfadiazin	1 : 1000	1 : 1000
Penicillin	1 : 20 000 000	1 : 15 000
Aureomycin	1 : 3 000 000	1 : 1 000 000
Terramycin	1 : 3 000 000	1 : 1 250 000
Tetracyclin	1 : 3 000 000	1 : 1 250 000
Streptomycin	1 : 500 000	1 : 100 000
Chloromycetin	1 : 150 000	1 : 750 000
Erythromycin	1 : 1 500 000	1 : 4000

Die perorale oder parenterale Anwendung von Sulfanilamiden bei
Streptokokken-Erkrankungen (Erysipel), Milzbrand (Bacillus anthracis),
Colicystitiden, bei der Aktinomykose usw. können wir damit auch heute
noch *verantworten!* Die Entwicklung von Kombinationspräparaten
mehrerer Sulfanilamide auf Grund günstiger Resorptions- und Aus-
scheidungsbedingungen ist zweifellos eine Weiterentwicklung der Sulfa-
nilamidtherapie. Tierexperimentelle Untersuchungen beweisen, daß die
sog. „Wirkungssteigerung" von Sulfanilamidgemischen, und um solche
handelt es sich auch, wenn Salze von stark sauren Sulfanilamiden mit
basischen Sulfonamiden zur Anwendung kommen, sich rein additiv verhält, d. h. der Summe der Wirkungsgröße der einzelnen Sulfanilamiden
entspricht. Während eine Potenzierung der Wirkung also weder im Tierversuch noch in der Klinik exakt bewiesen werden kann, ist die Resorption, Verteilung im Blut und Gewebe und Ausscheidung eine wesentlich
andere. Das hängt damit zusammen, daß Substanzgemische so resorbiert werden, wie jede einzelne Substanz für sich aufgenommen würde.
Solche Gemische neigen weniger dazu, in den Tubuli contorti auszu-
kristallisieren. Unter diesem Gesichtspunkt kann die gleichzeitige
Verabreichung von Sulfanilamidgemischen befürwortet werden.

Protocid. 2 (p - Aminobenzolsulfonamido) - 4 - methyl - pyrimidin und
p-Aminobenzolsulfonamido-äthyl-thiodiazol zu gleichen Teilen.

Pluriseptal. 40% Sulfa-4-methylpyrimidin und 60% Sulfa-4,6-
dimethylpyrimidin.

Andal. p-Aminobenzolsulfonamido-äthyl-thiodiazol, p-Aminobenzol-
sulfonamido-pyrimidin und 2-(p-Aminobenzolsulfonamido) 4-methyl-pyri-
midin zu gleichen Teilen.

Dosulfin. N_1-(4-Isopropoxy-benzoyl)-p-aminobenzolsulfonamid und
4-Methyl-pyrimidyl-(2)-p-aminobenzolsulfonamid zu gleichen Teilen.

Die Zusammensetzung der Kombinationspräparate folgt im allgemeinen dem Prinzip, daß ein hoch wirksames Sulfapyrimidin oder Sulfa-
methylpyrimidin mit einem gut löslichen acyclischen oder heterocyclischen substituierten Sulfanilamid in äquimolaren Mengen gemischt wird.
Solche Präparate sind das Pluriseptal und das Protocid. Im Marbadal

und Supronal sind Sulfanilamide mit dem Sulfonamid Marfanil vereinigt. Das Marfanil folgt nicht dem Sulfanilamid in der Wirkungsweise, es wird z. B. nicht gehemmt durch PAB. Im Organismus wird es durch die Diaminoxydasen abgebaut; lokal auf der Haut angewandt ist es abzulehnen, da es sehr stark sensibilisierend wirkt. Wir werden beim Solucillin noch einmal darauf zu sprechen kommen.

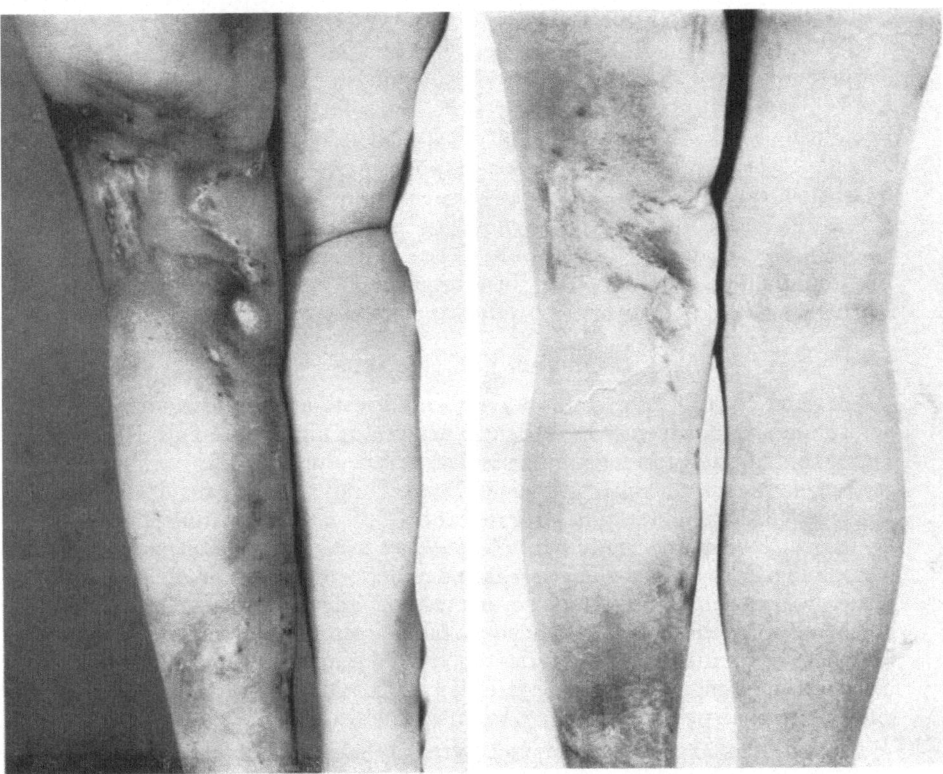

Abb. 1 u. 2. Aktinomykose. Abb. 1. Vor Behandlung. Abb. 2. Nach Behandlung mit 580 g Protocid (täglich 4 g)

Gegen das Prinzip der Sulfanilamidgemische ist nichts einzuwenden, wenn die Forderung erfüllt ist, daß nur wirksame Sulfanilamide kombiniert werden und die Gemische kein Marfanil enthalten.

Die Aktinomykose, die besonders in ihrer chronischen und ungenügend vorbehandelten Form der Therapie mit Antibiotica größte Schwierigkeiten bereitet, kann durch monatelange tägliche Verabreichung von 3—6 g Sulfapyrimidin oder Sulfanilamidgemischen, die Sulfadiazin enthalten (Pluriseptal, Andal, Protocid), zur Ausheilung gebracht werden.

Ähnliches gilt für das Genito-ano-rectale Syndrom beim Lymphogranuloma inguinale, wo sich die Gabe von Tetracyclinen nicht lange genug durchführen läßt infolge der Nebenerscheinungen von seiten des

Intestinaltraktes. Wir verabreichen in solchen Fällen bis zu 800 g Sulfapyrimidine (Sulfametadiazine) in Dosen von 4—6 g täglich. Die lokale Anwendung von Sulfanilamiden und deren Kombinationen ist möglich unter der Voraussetzung, daß sie frei vom Marfanil sind. Hierbei hat es sich gezeigt, daß die als Natriumsalz neutral löslichen Sulfanilamide, z. B. Sulfathiodiazole, Albucid, Irgafen, Badional usw. weniger stark sensibilisierend wirken wie die gut wirksamen, aber stark basischen Sulfathiazole und Pyrimidine.

Die lokale Anwendung sollte von Fall zu Fall rezeptiert werden als Schüttelmixtur, Paste oder auf Kühlsalbenbasis, wobei im allgemeinen Konzentrationen von 10% erforderlich sind. Fertigsalben reizen meist stärker, da sie z. T. unzweckmäßige Grundlagen enthalten.

Die Entwicklung der Antibiotica ging in den letzten Jahren im wesentlichen zwei Wege: Erstens versuchte man das Resistenzproblem durch die Verwendung neuer Antibiotica, deren Wirkungsspektrum die resistent gewordenen Keime noch umfaßte, zu lösen. Zweitens wurde die Beständigkeit, Verträglichkeit, Resorbierbarkeit usw. bereits bekannter Antibiotica durch chemische Abwandlungen weiter verbessert.

Penicillin und Derivate

Mit der Aufklärung der chemischen Konstitution des Penicillins wußte man, daß wesentliche Veränderungen nur an der freien Carboxygruppe und an der Aminogruppe möglich waren, ohne die Wirksamkeit zu zerstören oder zu schwächen. Die Darstellung von schwer löslichen Salzen des Penicillins mit aromatischen, aliphatischen und heterocyclischen Basen ist mit einem unvorstellbaren Aufwand betrieben worden, ohne daß die guten Eigenschaften des Novocainsalzes des Penicillins bisher wesentlich übertroffen worden wären. Erwähnenswert sind die Salze des Penicillins mit gewissen Antihistaminica, die schwer löslich sind, intramuskulär relativ gut vertragen werden und die ohne schädliche Nebenerscheinungen auch in Dosen bis zu 1 000 000 Einheiten, auf Penicillin umgerechnet, verabreicht werden können.

Das Salz mit 1-p-Chlor-benzyl-2-pyrrolidylmethyl-benzimidazol wird bei i.m.-Injektion relativ langsam resorbiert und ausgeschieden, zeigt also ein ähnliches Verhalten wie das Procain-Penicillin. Bei der i.m.-Injektion von 1 000 000 E konnten wir jedoch regelmäßig eine gewisse Ermüdung bei dem Patienten feststellen, ein Befund, der bei einer Tagesdosis von 300 000 E kaum mehr feststellbar ist. Dieses Prinzip ist damit nur anwendbar mit Antihistaminica, die mit Penicillin schwer lösliche Salze bilden und deren sedative Wirkung relativ gering ist.

Die perorale Verabreichung von Penicillin ist dadurch erschwert, daß Penicillin von der Säure des Magens zerstört wird. Diese Schwierigkeit läßt sich dadurch umgehen, daß man Salze des Penicillins mit Diaminoäthan, die relativ beständig gegen Säure sind, anwendet. Eine solche Verbindung ist das Tardocillin, das sehr schwer wasserlöslich, säure- und alkalibeständig ist und das doch so gut resorbiert wird, daß wirksame Gewebs- und Blutkonzentrationen nachgewiesen werden können.

Die perorale Gabe ist aber auch möglich mit Präparaten, die in ihrem chemischen Aufbau dem Penicillin sehr nahe verwandt sind, sich vom Penicillin bei gleicher Wirksamkeit nur durch eine größere Beständigkeit gegenüber Säuren unterscheiden.

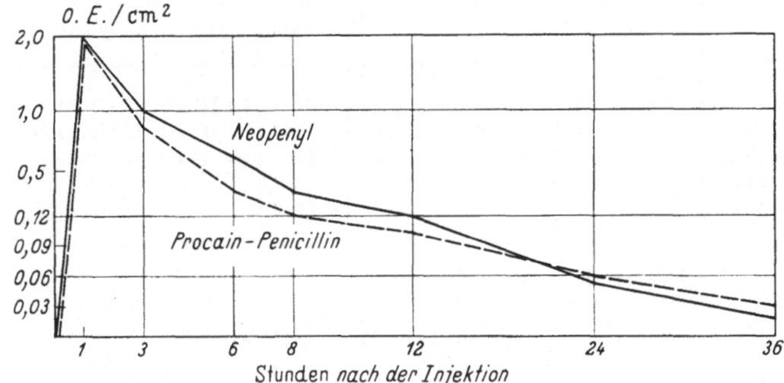

Abb. 3. Penicillinblutspiegel mit Neopenyl und Procain-Penicillin. Pat. erhielt je 600000 E Neopenyl und Procain-Penicillin.

Bereits 1947 wurde in einer Arbeit über die Biosynthese des Penicillins darauf hingewiesen, daß man durch Beigaben entsprechender Zwischenprodukte zu den Kulturmedien neben den bekannten Penicillinen alle möglichen Variationen erhalten kann, die sich nur durch die Konstitution der mit der Aminogruppe verknüpften Säurereste voneinander unterscheiden. Eine Verbindung dieser Art ist das Phenoxymethyl-Penicillin, die sog. Penicillin V-Säure, bei der die Oxyphenylessigsäure durch die Phenoxyessigsäure ersetzt ist. Die Wirksamkeit des

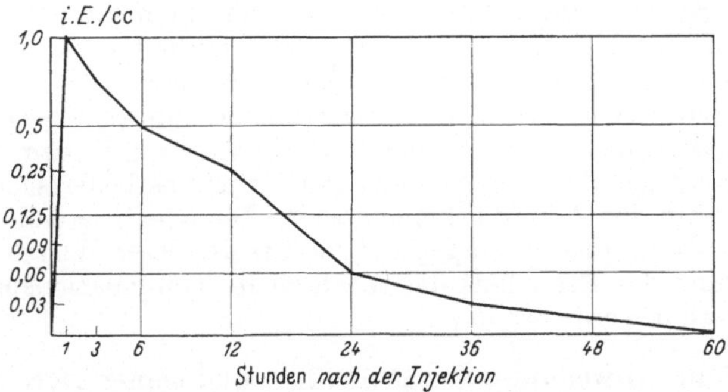

Abb. 4. Penicillinblutspiegel mit Tardocillin. Pat. erhielt 1 Ampulle Tardocillin i.m. injiziert. (Tardocillin = 300000 E Procain-Penicillin + 300000 E NDD-Penicillin)

Phenoxymethyl-Penicillins entspricht größenordnungsmäßig derjenigen des Penicillins. Wir haben die Verbindung bei der Aronsonsepsis der weißen Maus im Vergleich mit Penicillin G geprüft. Das Resultat enthält die folgende Tabelle.

Tabelle 3. *Oratren*

Penicillin V-Säure bei der Aronsonsepsis der weißen Maus: pro 20 g Maus wurde täglich 10 mg Oratren verabreicht

Präparat	Dosierung mg pro 20 g Maus				Zahl der Tiere	Es leben nach der Infektion am Tage:									
	1. Tag	2. Tag	3. Tag	Gesamt-dosis		1.	2.	3.	4.	5.	6.	7.	8.	9.	10.
Oratren p. o. mg	10	10	10	30	10	10	10	10	10	10	10	10	10	10	10
Penicillin i. m. γ	100	100	100	300	10	10	10	10	10	10	10	10	10	10	10
Sulfadiazin mg	2	2	2	6	10	10	10	10	10	10	10	10	10	10	10
Kontr. Strept. Aronson 10^{-6}	—	—	—	—	10	7	—	—	—	—	—	—	—	—	—

Formel:

$$\text{HOOC—CH——N——CO}$$
$$\begin{array}{c} H_3C \\ \\ H_3C \end{array} \!\!\! C \overset{\big|}{\underset{S}{\diagup}} \text{CH—CH—NH—CO—CH}_2\text{—O—} \bigcirc$$

Die Verbindung ist säurebeständig, sie wird von der Salzsäure des Magens nur langsam zersetzt, so daß der größte Teil in aktiver Form im Duodenum zur Resorption kommt. Für die perorale Anwendung des Penicillins dürfte die Verbindung einen bemerkenswerten Fortschritt darstellen.

Kombinierte Penicillin-Sulfonamide

Eine Erweiterung des Wirkungsspektrums des Penicillins durch Sulfanilamide ist insofern möglich, als den meisten Sulfanilamidabkömmlingen eine hemmende Wirkung auf die Penicillinase zukommt. Da insbesondere Staphylokokken Penicillinasebildner sein können, hat eine gleichzeitige Verabreichung von Penicillin mit Sulfanilamiden ihre Berechtigung. Wir müssen aus theoretischen Gründen und auf Grund klinischer Beobachtungen Präparate ablehnen, die neben Penicillin und Sulfadiazinen noch Aminomethylsulfanilamid enthalten, da der letzteren Verbindung keine besondere Wirksamkeit zukommt und sie außerdem stark sensibilisierend wirkt. Dem Marfanil soll ähnlich wie dem Caronamid und Benamid eine nierenblockierende Wirkung in dem Sinne zukommen, daß das die Ausscheidung des Penicillins beherrschende Fermentsystem in den Tubuli gehemmt wird. Die allergisierende Wirkung des Marfanils ist aber so ausgeprägt, daß trotz dieser Wirkung auf die Ausscheidung des Penicillins das Marfanil in Kombinationspräparaten nicht verwandt werden sollte.

Lokale Anwendung des Penicillins und seiner Derivate

An dieser Stelle müssen wir mit aller Schärfe fordern, daß die lokale Anwendung des Penicillins unter allen Umständen eingeschränkt werden muß. Die Nebenerscheinungen allergischer Natur, die wir heute beim Penicillin beobachten, sind nicht nur durch Mykosen verursacht, sondern haben zu einem beträchtlichen Anteil ihre Ursache in der kritiklosen lokalen Anwendung aller möglichen Penicillinpräparate, sei es als Schüttelmixturen, Salben oder Puder. In der Weltliteratur wurden bereits über 100 Todesfälle auf Grund von allergischen Schock-Reaktionen oder schweren allergischen Dermatitiden und allergo-toxischen Exanthemen nach parenteraler Verabreichung von Penicillin berichtet. Die percutane Sensibilisierung gegen Penicillin durch kritiklose lokale Anwendung sollte deshalb unter allen Umständen vermieden werden.

Wirkungsmechanismus

Über den Wirkungsmechanismus des Penicillins hat E. F. GALE bei der Wissenschaftlichen Tagung anläßlich der Paul Ehrlich- und Emil von Behring-Feier in Frankfurt ausführlich berichtet. Es ist sicher, daß die Wirkungsweise des Penicillins mit der Proteinsynthese verknüpft ist. Der Auf- und Abbau der Ribonucleinsäure wird durch Penicillin gehemmt; da aber eine Proteinsynthese ohne Ribonucleinsäure nicht möglich ist, können wir verstehen, warum das Penicillin gerade bei sich stark vermehrenden Bakterien besonders wirksam ist. Die Aufnahme von Lysin und Glutaminsäure durch Bakterien ist an das Magnesiumsalz der Ribonucleinsäure gebunden, so daß vermutlich Penicillinresistenz dadurch zustande kommt, daß Bakterienmutationen auftreten, die die Fähigkeit zur Synthese dieser Aminosäure haben! Auf Einzelheiten kann nicht eingegangen werden, da sie ohne das Verständnis der Proteinsynthese nicht mit genügender Genauigkeit diskutiert werden können!

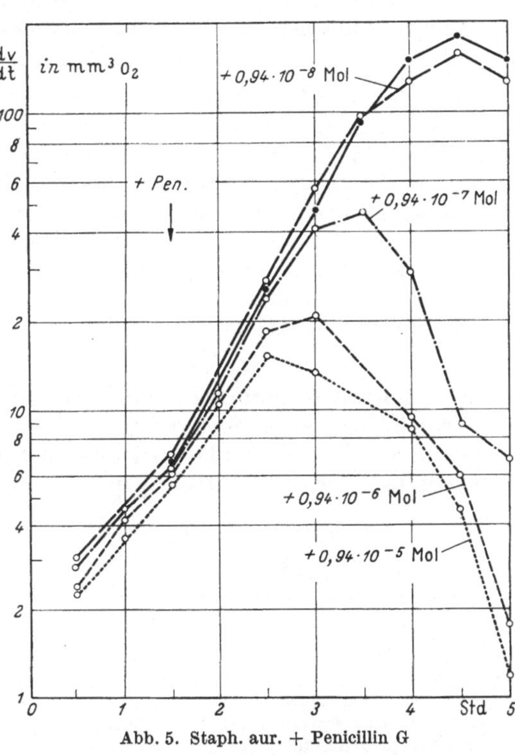

Abb. 5. Staph. aur. + Penicillin G

Der Verlauf der Atmungskurven, wie HIRSCH bereits gezeigt hat, und wie sie an unserer Klinik durch LOMMEL im Warburg gemessen wurden, beweist, daß es sich bei den gebräuchlichen Anwendungsformen des Penicillins um eine direkte bakteriostatische Wirkung handelt, bactericid wirkende Konzentrationen dürften unter normaler Behandlung im Organismus nicht erreicht werden.

Streptomycin, Dihydrostreptomycin, Streptomycin-Penicillin

Das Streptomycin hat sich in der Chemotherapie der Tuberkulose behaupten können, und es scheint, daß das Mischprodukt Streptomycin—

Dihydrostreptomycin bezüglich der Nebenwirkungen auf den N. stato-acusticus tatsächlich verträglicher ist, obwohl wir bei einem Patienten nach 12 g der Mischung Streptomycin und Dihydrostreptomycin Gleich-gewichtsstörungen beobachten konnten. Die Frage, ob der Kombination Streptomycin—Penicillin eine potenzierte oder additive Wirkung zu-kommt, glauben wir in dem Sinne entschieden zu haben, daß es sich zwar um eine Erweiterung des Wirkungsspektrums handelt, daß aber die Wirkung eine rein additive ist. Da aber beide Antibiotica an verschie-denen Punkten im Zellstoffwechsel angreifen, ist die gleichzeitige Ver-abreichung beider Antibiotica unbedingt berechtigt.

Erythromycin

Das Erythromycin (Ilotycin, Erycin Schering) wurde 1952 von McGuire und Mitarbeitern aus Streptomyces erythreus isoliert. Es handelt sich bei diesem Antibioticum um eine hochwirksame weiße kristalline, in Wasser schwer lösliche Base (2 mg/cm³), die vom Dünn-darm aus resorbiert wird und die ein sehr breites Wirkungsspektrum be-sitzt. Die Base bildet mit allen organischen und anorganischen Säuren Salze. Das Molekulargewicht wird mit 725 angegeben, was auf ein sehr großes Molekül schließen läßt.

Die Summenformel ist

$$C_{34-36}\ H_{60-65}\ NO_{11-14}\ .$$

Die Toxicität ist gering, 100 mg/kg wurden von Hunden über Monate ohne jede Nebenerscheinung vertragen.

Wir haben die Wirksamkeit bei unserem Standardinfektionsmodell der Aronsonsepsis der weißen Maus geprüft und sowohl parenteral als auch peroral eine sehr gute Wirksamkeit festgestellt.

Was aber besonders wichtig ist, ist die Tatsache, daß wir gegen Erythromycin bisher noch keine primäre Resistenz feststellen konnten. Gegenüber penicillinrestisten-ten Staphylokokken ist Erythromycin unvermindert wirk-sam. Die Verträglichkeit ist sehr gut, Nebenerscheinungen, wie sie bei Tetracyclinen zur Beobachtung kommen (Glos-sitis, Vulvitis usw.), können bei Tagesdosen von 2—3 g Erythro-mycin ebenfalls auftreten. Wir verwenden Erythromycin bei den gleichen Indikationen wie Penicillin und bei Furunkulosen, die durch penicillinresistente Staphylokokkenstämme verursacht sind.

Tabelle 4. *Wirkungsspektrum des Erycins: Erythromycin*

Wirksamkeit in vitro, angegeben in γ/ml

Staphylokokken	0,4
Strept. faecalis	0,6
Bac. anthracis	0,6
Diplococcus pneumoniae .	0,03
Corynebact. diphtheriae .	0,01
Clostridium perfringens . .	3
Klebsiella pneumoniae . .	100
Escherichia coli	50
Proteus vulgaris	>100
Pseudomonas aeruginosa .	>100
Salmonella typhosa . . .	175
Salmonella paratyphosa . .	200
Brucellen	10
Neisseria gonorrhoe . . .	0,8
Hemophilus influencae . .	12
Candida albicans	>10

Das Erythromycin permeiert in Ascites und kann im Pleurapunktat nachgewiesen werden. Normalerweise wird es in der Leber gespeichert und wird in aktiver Form in der Galle ausgeschieden. 50—60% der verabreichten Menge erscheinen in aktiver Form im Urin wieder. Das Erythromycin wirkt auf die Darmflora und ist besonders wirksam auf *Clostridium!* Wir haben das Erythromycin so dosiert, daß wir über 12 Std. 5 × 0,2 bzw. 6 × 0,2 g verabreichten. Diese Dosierung ist für die meisten Fälle ausreichend. Sie kann bei schweren Sepsisfällen unbedenklich auf 2 g täglich gesteigert werden! Nach Verabreichung der letzten Dosis sinkt der Blutspiegel im allgemeinen nach 6—8 Std. wieder auf Null ab!

Das Erythromycin hat gegenüber Penicillin, Streptomycin und den Tetracyclinen sowie dem Chloramphenicol und dem Neomycin keine hemmende Wirkung, in Kombination mit diesem Antibioticum kommt es zu einer additiven Wirkung, eine Potenzierung der Wirkung konnte noch nicht mit Sicherheit nachgewiesen werden. Die hohe Wirksamkeit gegenüber Staphylokokken erlaubt die Anwendung bei Staphylokokkensepsis-Fällen, die während der Therapie mit Tetracyclinen gelegentlich beobachtet werden. Das Erythromycin wirkt, ähnlich wie die Tetracycline, auch auf Coli, wir konnten jedenfalls bei einer Tagesdosis von 2 g das Verschwinden der Coli-Bakterien im Dickdarm regelmäßig beobachten.

Tabelle 5. *Erythromycin bei der Aronsonsepsis der weißen Maus*

Präparat	Dosierung mg pro 20 g Maus				Zahl der Tiere	Es leben nach der Infektion am Tage:									
	1. Tag	2. Tag	3. Tag	Gesamtdosis		1.	2.	3.	4.	5.	6.	7.	8.	9.	10.
Erythromycin p. o.	5	5	5	15	10	10	10	10	10	10	10	10	10	10	10
Erythromycin p. o.	2,5	2,5	2,5	7,5	10	10	9	9	7	3	3	3	3	3	3
Erythromycin i. p.	2	2	2	6	10	10	10	10	10	10	10	10	10	10	10
	0,5	0,5	0,5	1,5	10	10	7	5	4	4	2	1	1	1	1
Kontrollen Aronson 10⁻⁶	—	—	—	—	10	7	0	0	0	0	0	0	0	0	0

Tabelle 6. *Erythromycin bei mäusepathogenen penicillinresistenten Staphylokokken an der weißen Maus*

Präparat	Dosierung mg pro 20 g Maus				Zahl der Tiere	Es leben nach der Infektion am Tage:									
	1. Tag	2. Tag	3. Tag	Gesamtdosis		1.	2.	3.	4.	5.	6.	7.	8.	9.	10.
Erythromycin i. p.	2	2	2	6	10	10	10	10	9	9	8	8	8	7	7
Penicillin i. p.	500 E	500 E	500 E	1500 E	10	6	6	3	1	0	0	0	0	0	0
Kontrolle: Pe-resistente, mäusepathogene Staphylokokken	—	—	—	—	10	10	8	8	4	2	2	0	0	0	0

Magnamycin (Carbomycin)

In den Laboratorien von Chas. Pfizer & Co., New York, wurde 1952 von F. W. TANNER und Mitarbeitern ein dem Erythromycin sehr nah verwandtes Antibioticum aus Streptomyces Halstedii-Kulturen isoliert. Das Molekulargewicht dieser weißen, in Wasser schwer löslichen

Base liegt bei 860. Die chemische Konstitution ist noch unbekannt. Die Verträglichkeit ist hervorragend: LD_{50} Maus i.v. = 550 mg/kg, oral 3500 mg/kg. Das Wirkungsspektrum des Magnamycins umfaßt sämtliche gram-positiven Bakterien (Pneumokokken, Staphylokokken, Streptokokken und Diphtheriebacillen); unter den gram-negativen wirkt es auf Gonokokken und die sog. Hämophilusgruppe. *E. coli* wird erst bei Konzentrationen gehemmt, die im Organismus nicht mehr erreichbar sind. Auch dieses Antibioticum ist besonders wirksam gegen penicillinresistente Staphylokokkenstämme.

Wirkung von Magnamycin und Erythromycin auf das Lymphogranuloma inguinale. Beide Antibiotica scheinen bei großen Viren, wie klinisch bei der Nicola-Favreschen Erkrankung gezeigt werden konnte, von einer beachtenswerten Wirkung zu sein. H. M. Robinson und Mitarbeiter behandelten 9 Patienten mit Lymphogranuloma inguinale. Die Dosierung betrug 0,6 g tägl., alle 6 Std. 0,1 g. Behandelt wurde allerdings über 1—3 Monate!! Gesamtdosis 20—60 g.

Magnamycin B ist von dem Carbomycin verschieden, es besitzt aber das gleiche Wirkungsspektrum. Es kann weder im Liquor, Ascites noch im fetalen Kreislauf nachgewiesen werden.

Tetracycline

Achromycin, Tetracin, Aureomycin, Terramycin.

Das Achromycin, das neueste Produkt aus der Gruppe der Tetracycline, ist eine Verbindung, die aus dem Aureomycin hergestellt wird durch Entfernung des Chloratoms. Sie wurde 1952 von J. H. Boothe und Mitarbeitern bei der Konstitutionsaufklärung der Tetracycline entdeckt. Bevor wir ihre Wirksamkeit diskutieren, ist es zweckmäßig, kurz die wichtigsten biologischen Eigenschaften des Aureomycins und Terramycins in Tabellen zu wiederholen:

Tabelle 7. *Wirkungsspektren von Penicillin, Streptomycin,
Aureomycin und Terramycin*
(Wirksamkeit in vitro, angegeben in γ/cm^3)

Stamm	Penicillin	Streptomycin	Aureomycin	Terramycin
Staph. aureus	0,02—1	1—8	0,19	0,39
Strept. faecalis	0,005—6	1—30	0,19	0,39
Bac. anthracis	0,013—0,8	0,5	3,12	3,12
Dipl. pneumoniae	0,002—0,04	2,7	3,12	3,12
Corynebact. diphtheriae	1—100	0,4—4	3,12	6,25
Clostr. perfringens	0,01—3	1000	0,03	0,31
Klebsiella Friedländer	1000	0,5—10	0,39	0,78
Escherichia coli	30—1000	10	1,56	1,56
Proteus vulgaris	8—250	4—25	100	100
Pseudomonas aeruginosa	30—1000	8—100	12,5	12,5
Salmonella typhosa	0,6—100	1—16	1,56	1,56
Salmonella paratyphosa	—	13	0,78	1,56
Brucellen	0,08—1000	0,5—4	3,12	0,39
Neisseria gonorrhoe	0,003—0,5	4—40	1,56	1,56
Neisseria meningitides	0,03—1	1—40	3,12	3,12
Hemophilus influenzae	0,1—10	0,3—3	0,39	0,78

Tabelle 8. *Aronsonversuch Aureomycin*

Präparat	Dosierung mg pro 20 g Maus				Zahl der Tiere	Es leben nach der Infektion am Tage:									
	1. Tag	2. Tag	3. Tag	Gesamt-dosis		1.	2.	3.	4.	5.	6.	7.	8.	9.	10.
Aureomycin i.p.	150	150	150	450	10	10	10	10	10	10	10	10	10	10	10
i.p.	100	100	100	300	10	10	10	10	10	9	9	9	8	8	8
i.p.	0^h 20 8^h 20 16^h 20	0^h 20 8^h 20 16^h 20	0^h 20 8^h 20 16^h 20	180	10	10	10	10	10	10	10	10	10	10	10
i.p.	0^h 10 8^h 10 16^h 10	0^h 10 8^h 10 16^h 10	0^h 10 8^h 10 16^h 10	90	10	10	9	9	8	7	7	7	7	6	6
Sulfadiazin i.p.	2 mg	2 mg	2 mg	6 mg	10	10	10	10	10	10	10	10	10	10	10
Kontrolle: Strept. Aronson 10^{-6}					10	6	0	0	0	0	0	0	0	0	0

Tabelle 9. *Aronsonversuch Terramycin*

Präparat	Dosierung γ pro 20 g Maus				Zahl der Tiere	Es leben nach der Infektion am Tage:									
	1. Tag	2. Tag	3. Tag	Gesamt-dosis		1.	2.	3.	4.	5.	6.	7.	8.	9.	10.
Terramycin i.p.	0^h: 0,08 2^h: 0,08 4^h: 0,08			0,24	10	10	10	10	10	10	10	10	10	10	10
	0^h: 0,03 2^h: 0,03 4^h: 0,03			0,09	10	10	10	10	8	8	8	8	8	8	8
Sulfadiazin i.p.	2,0	2,0	2,0	6,0	10	10	10	10	10	10	10	10	10	10	10
Kontrolle: Aronson 10^{-6}	—	—	—	—	10	8	0	—	—	—	—	—	—	—	—

Tabelle 10. *Aronsonversuch Achromycin*

Präparat	Dosierung mg pro 20 g Maus				Zahl der Tiere	Es leben nach der Infektion am Tage:									
	1. Tag	2. Tag	3. Tag	Gesamt-dosis		1.	2.	3.	4.	5.	6.	7.	8.	9.	10.
Achromycin i.p.	0,15	0,15	0,15	0,45	10	10	10	10	10	10	10	10	10	10	10
Achromycin i.p.	0,1	0,1	0,1	0,3	10	10	9	8	7	6	6	6	6	6	6
Achromycin i.p.	0,05	0,05	0,05	0,15	10	10	10	5	2	0	0	0	0	0	0
Kontrollen: Strept. Aronson 10^{-6}	—	—	—	—	5	2	0	0	0	0	0	0	0	0	0

Das Achromycin zeigt im wesentlichen die gleichen Eigenschaften wie Aureomycin und Terramycin. Die Verträglichkeit scheint, insbesondere was die Nebenerscheinungen am Intestinaltractus betrifft, etwas besser zu sein. Erreger, die gegenüber Aureomycin und Terramycin resistent sind, sind auch gegenüber Achromycin resistent. Die Verbindung wirkt nur bakteriostatisch, nicht bactericid. Im sauren p_H-Bereich sind

Aureomycin, Terramycin und Achromycin beständig, im alkalischen Bereich wird dagegen Achromycin rasch inaktiviert. Das Achromycin ist damit im ganzen etwas beständiger.

Allen Tetracyclinen gemeinsam sind die Nebenerscheinungen, die auf der Vernichtung der natürlichen Intestinalflora beruhen. Hier ist besonders eine Komplikation zu erwähnen, nach der es unter der Therapie mit Tetracyclinen gelegentlich, insbesondere nach Operationen, zu einer Staphylokokkensepsis durch tetracyclinresistente Staphylokokken kommen soll. Tetracyclinresistente Staphylokokken zeigen keine Resistenz gegenüber Erythromycin und Magnamycin. Wir haben also in diesen beiden Antibiotica noch eine Möglichkeit, um solche Zwischenfälle zu vermeiden.

Tabelle 11. *Dosierung zur sicheren Ausheilung der Aronsonsepsis*

	mg pro 20 g Maus
Penicillin	0,06
Aureomycin. . .	0,18
Streptomycin . .	1,0
Terramycin . . .	0,24
Chloromycetin .	7,5
Sulfadiazin . . .	6,0

Behandlung von Monilieninfektionen

In den letzten Jahren werden Erkrankungen der Schleimhäute durch Monilien häufiger beobachtet. Man hat diese Erscheinung in Zusammenhang gebracht mit der Anwendung der Tetracycline, Aureomycin, Terramycin und Achromycin. Die wirksame Behandlung der Monilieninfektionen war bisher nur unter besonderen Bedingungen möglich. Das Wachstum von Candida albicans und verwandter Stämme kann im allgemeinen nur durch Substanzen gehemmt werden, deren Toxicität so hoch ist, daß eine perorale oder parenterale Verabreichung unmöglich ist.

Mit der Entdeckung des Nystatins durch E. L. Hazer wurde eine Substanz bekannt, der in vivo und in vitro eine sehr beachtenswerte Wirkung auf Hefen zukommt. Wir haben gemeinsam mit Meyer-Rohn das Nystatin in vivo und in vitro ausgetestet.

Wie aus der folgenden Tabelle ersichtlich, wird das Wachstum von Candida albicans bis zur Verdünnung von 1:200000 noch quantitativ gehemmt. Im Tierversuch an der weißen Maus unter den Bedingungen einer Moniliensepsis kann die Hälfte der Tiere bis zu 30 Tagen am Leben erhalten werden, während die Kontrollen zwischen dem 5. und 10. Tag eingehen.

Das Präparat ist bezüglich seiner Zusammensetzung und Wirkungsbreite noch nicht konstant. Die Behandlung der Monilienbronchopneumonie umfaßt Monate, ohne daß die dann auftretenden Rezidive zu vermeiden wären. Die Monilienerkrankungen der Mundschleimhaut sprechen vorübergehend an, aber auch hierbei gelingt nur selten eine totale Sanierung.

Die lokale Behandlung der numulären bakteriellen Erkrankungen, der sekundär infizierten, chronisch rezidivierenden Kontaktdermatitiden und Ekzeme mit Penicillin und Streptomycin ist heute als Kunstfehler anzusehen, mit Sulfanilamiden ist sie nur möglich unter den oben angeführten Bedingungen; bei den Tetracyclinen müssen wir mit ähnlichen

Sensibilisierungen rechnen. Daraus ergibt sich, daß die so unbeliebten Farbstoffe auch heute noch nicht ganz zu entbehren sind.

Tabelle 12. *Wirkung des Nystatins in vitro bei Candida albicans und in vivo bei der mit Candida albicans infizierten weißen Maus*

I. *In vitro-Effekt*

Medium . . . . . Traubenzucker Indicatorbouillon
Teststamm . . . . Candida albicans
Einsaat . . . . . . 1 Tropfen einer 10^{-4}-Aufschwemmung
Bebrütung. . . . . 48 Std. bei 37°
Lösungsmittel . . . Prophylenglykol

	1 : 1000	10 000	100 000	200 000	300 000	400 000	500 000	K
Nystatin	∅	∅	∅	∅	∅	(+)	+	+
Malachitgrün	∅	∅	∅	∅	+	+	+	+

In vitro zeigt Nystatin eine bisher noch mit keiner Substanz erreichte sehr starke Hemmwirkung.

II. *In vivo-Effekt*

Versuchstier . . . . weiße Maus
Impfstamm . . . . Candida albicans
Infektionsdosis . . 0,1 cm³ Impflösung i.v.
($\frac{1}{2}$ Normalöse auf 10 cm³ physiol. NaCl)
Therapiebeginn . . 8 Std. post infect. peroral
Therapiedauer . . . 5 mg 10 Tage
2 mg 10 Tage
1 mg 20 Tage
0,5 mg 30 Tage

Tägliche Dosierung	Anzahl	Überlebenstage						
		1	5	10	15	20	25	30
5 mg	20	17	12	10	10	8	6	2
2 mg	20	20	18	18	14	14	12	10
1 mg	20	20	18	16	16	16	16	13
0,5 mg	20	17	9	8	8	8	6	3
Kontrollen . .	20	20	8	0				

In der Klinik hat sich uns eine hochwirksame, farblose Verbindung, das Hexachlorophen, als Ersatz für die stark haftenden Triphenylmethan-Farbstoffe recht gut bewährt. Die Verbindung ist gegen hautpathogene Pilze, aber nur bis zu Konzentrationen von 1:5000, wirksam. Gelegentliche Dermatitiden sind möglich, aber relativ selten.

Tabelle 13. *Farbstoffe und Hexachlorophen* (Hemmkonzentrationen)

	Staphylokokken	Mikrosporon
Malachitgrün . . .	1 : 500 000	1 : 100 000
Brillantgrün . . .	1 : 800 000	1 : 100 000
Methylviolett . . .	1 : 500 000	1 : 20 000
Gentianaviolett . .	1 : 10 000 000	1 : 50 000
Hexachlorophen	1 : 50 000 000	1 : 5000

Einige Grundsätze zur Chemotherapie der Hauttuberkulose

Die Chemotherapie der verschiedensten Arten der Hauttuberkulose ist heute in einem bisher noch nicht bekannten Ausmaße möglich, wenn folgende Bedingungen beachtet werden.

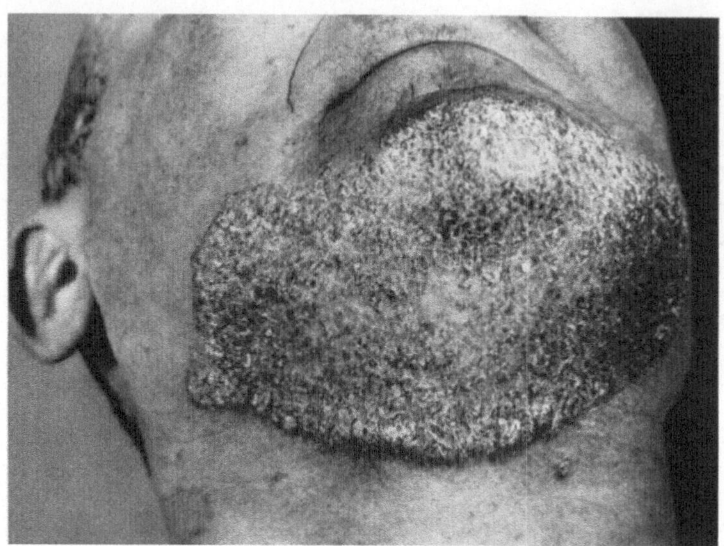

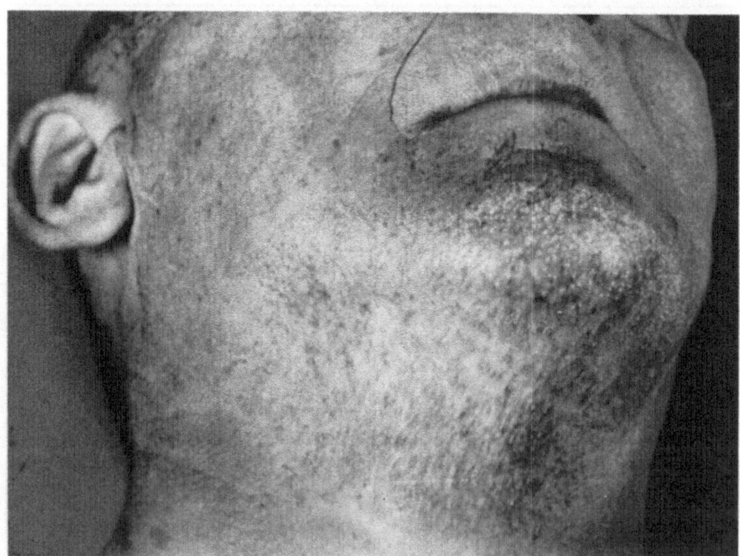

Abb. 7

Abb. 6 u. 7. Lupus vulgaris. Abb. 6. Vor Behandlung. Abb. 7. nach Behandlung mit 110 g Neoteben (täglich 4 × 0,1 g)

1. Das einzig wirklich brauchbare Therapeuticum, mit dem wir über gesicherte Erfahrungen verfügen, ist das INH. Seine optimale Dosierung liegt bei einer Tagesdosis von 5 mg/kg Körpergewicht.

2. Die Gesamtdosierung liegt bei den meisten Formen der Hauttuberkulose zwischen 150 und 200 g, d. h., daß im allgemeinen das Präparat kontinuierlich über 10—15 Monate verabreicht werden muß.

3. Die Therapie mit Para-Aminosalicylsäure ist abzulehnen, weil die Verbindung bei der Hauttuberkulose unwirksam ist.

4. Wirksamer sind die Thiosemicarbazone, sie haben aber den Nachteil, daß sie zu toxisch sind und deshalb nicht lange und nicht intensiv genug gegeben werden können.

5. Von den Antibiotica ist das Streptomycin hoch wirksam, aber es hat den Nachteil, daß es intramuskulär oder intravenös gegeben werden muß, weshalb es nur vorübergehend gegeben werden kann. Das schwach wirksame Terramycin hat sich bei der Hauttuberkulose nicht bewährt.

6. Die Nebenerscheinungen nach INH sind hauptsächlich morbiliforme Arzneimittelexantheme, gelegentliche Magen-Darm-Erscheinungen wie Appetitlosigkeit, Magenschmerzen, Obstipation, Akroparaesthesien und psychotische Zustandsbilder, die letzten beiden Nebenerscheinungen können vermieden werden, wenn die optimale Dosierung von 5 mg/kg Körpergewicht eingehalten wird.

Therapie mit Antihistaminica

Mit der Entdeckung des Antergans von HALPERN wurde die Entwicklung der Antihistaminica so stark angeregt, daß heute allein in Deutschland etwa 20—30 Antihistaminica im Handel sind. Obwohl die physiologische Wirkung dieser Verbindungen mit zu den interessantesten Phänomenen zählen, ist die therapeutische Brauchbarkeit sicher rein symptomatisch. Der Ablauf einer Antigen-Antikörperreaktion an der glatten Muskulatur läßt sich total hemmen, das gleiche gilt für den Anaphylaktischen Schock und für die Wirkung beim Histaminschock bzw. dem durch Histamin ausgelösten Bronchospasmus. Wenn wir die Präparate vergleichen wollen, dann muß eine dieser Eigenschaften als meßbare Größe unter gleichen Bedingungen verglichen werden. Die Tab. 14 zeigt uns, daß die gebräuchlichsten Antihistaminica alle in der gleichen Größenordnung im Histamin-Darmtest und Histamin-AsthmaVersuch wirksam sind.

Tabelle 14

	Darmtest 1 γ Histamin unterdrückt von γ	Asthmatest mittl. Schutzdosis (mg/kg)
Antistin	1,0	2,5
Antergan . . .	0,2	0,5
Neo-Antergan .	0,1	0,5
Pyribenzamin .	0,07—0,08	0,1
Benadryl	0,1	2,0
Synpen.	0,01	0,2
Luvistin	0,1	0,25
Thephorin . . .	0,2	5,0
Avil	0,1	0,1
Atosil	0,1	0,5
Allercur	0,6	0,06
Soventol	0,1	1,5
Nilhistin	0,1	1,5
Ilvin	0,1	1,0
Pragman	0,1—0,05	2,2
Omeril	0,2	5,0
Omeril C	0,3	1,0

Die optimale Tagesdosis liegt zwischen 20 und 50 mg. Die Verabreichung sollte bei den meisten allergischen Dermatosen nur kurzfristig erfolgen, um periodisch auftretende allergische Reaktionsabläufe zu durchbrechen. In der Mehrzahl der Fälle gelingt es dann, die akute allergische Dermatitis zum Abklingen zu bringen. In dieser Zeit sollte die Ursache geklärt werden und dann die wirksame ätiologisch gesicherte, durch sorgfältige Antigenanalyse gewonnene Therapie einsetzen. Die Anamnesen ergaben, daß gewöhnlich ohne Diagnose über Wochen Antihistamine wahllos verabreicht wurden mit dem Erfolg, daß die anfangs einsetzende Besserung durch das meist heftiger auftretende Rezidiv abgelöst wird. Es ist in diesem Zusammenhang wichtig zu wissen, daß auch nach Verabreichung von Antihistaminen allergische Exantheme aller Formen ausgelöst werden können. Besonders interessiert hat uns eine Beobachtung, die wir gehäuft als photoallergisches Ekzem bzw. Kontaktdermatitis nach Megaphen bzw. Atosil und Pacatal machen konnten.

Formeln:

Phenothiazin

$$\text{Phenothiazin}$$

Atosil

$$\text{CH}_2\text{—CH—N}\begin{array}{c}\text{CH}_3\\\text{CH}_3\end{array} \cdot \text{HCl}, \quad |\text{CH}_3$$

Dibutil

$$\text{CH}_2\text{—CH—N}\begin{array}{c}\text{C}_2\text{H}_5\\\text{C}_2\text{H}_5\end{array} \cdot \text{HCl}, \quad |\text{CH}_3$$

Latibon

$$\text{CH}_2\text{—CH}_2\text{—N}\begin{array}{c}\text{C}_2\text{H}_5\\\text{C}_2\text{H}_5\end{array} \cdot \text{HCl}$$

Pacatal

$$\text{CH}_2\text{—}\bigcirc\text{N—CH}_3$$

Megaphen

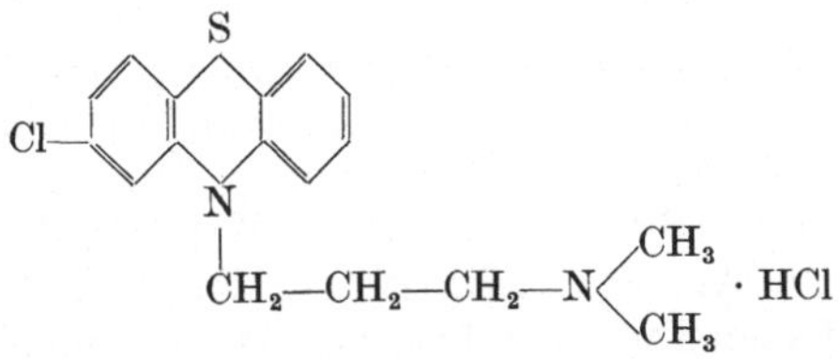

$$\text{Cl—phenothiazine—N—CH}_2\text{—CH}_2\text{—CH}_2\text{—N} \begin{array}{c} \text{CH}_3 \\ \text{CH}_3 \end{array} \cdot \text{HCl}$$

Es handelt sich bei diesen Verbindungen um Phenothiazinderivate, die als Antihistaminica und Dauerschlafmittel, stoffwechselsenkende und sympathico- und parasympathicolytische Mittel Eingang in die Therapie gefunden haben. K. H. Schulz, A. Wiskemann und K. Wulf haben an unserer Klinik durch Megaphen sensibilisierte Patienten durchuntersucht und gefunden, daß neben einer Sensibilisierung gegen das Medikament selbst es zu einer gleichzeitig ablaufenden Sensibilisierung gegen Licht kommt. (Photoallergie im Sinne von Epstein und Burckhardt.) Experimentell konnten folgende Befunde gesichert werden:

1. Unter dem Licht der Xenonhochdrucklampe (Tageslicht-ähnlich) lassen sich Paramaecien gegen Licht sensibilisieren mit den Verbindungen: Megaphen, Atosil, Pacatal und Latibon. Die Verbindungen sind noch wirksam in Verdünnungen von $1:10^{-7}$.

2. Von 15 weißen Mäusen, die 15 mg Megaphen/kg Körpergewicht intraperitonal injiziert bekamen, starben nach Belichtung im natürlichen Sonnenlicht in den ersten 5 Std. 5 und in den folgenden 3 Std. noch weitere 6 Tiere (motorische Unruhe, Krämpfe, schnappende Atmung, Tod!).

3. Im Testversuch an der Haut ergab sich der folgende Befund: Die Untersuchungen wurden mit kombiniertem Epicutan-Belichtungstest durchgeführt, und zwar wurden für 24 Std. Läppchenteste mit den Phenothiazin-Derivaten Megaphen, Atosil, Pacatal, Latibon, Dibutil, Padisal, 1-Chlorphenothiazin und 3-Chlorphenothiazin angelegt. Nachfolgende Bestrahlung der Testbezirke mit Hilfe der Xenon-Hochdrucklampe (Osram-Typ XBF 6000) mit $^1/_{15}$ bis $^1/_4$ der mittleren Erythemschwellendosis führten zu pathologischen Lichtreaktionen, die sich am häufigsten und am stärksten nach Megaphen zeigten. Nächst Megaphen wurden positive Teste an den belichteten Testbezirken von Pacatal, Atosil, Latibon und 3-Chlorphenothiazin erhalten. Der auslösende Spektralbereich für diese photodynamischen Reaktionen erstreckte sich vom mittelwelligen Ultraviolett bis in den sichtbaren Anteil des Lichtes, der Schwerpunkt lag im langwelligen UV. Ohne Belichtung trat nur bei einer hochgradig sensibilisierten Patientin eine ekzematöse Reaktion nach Applikation von Megaphen auf.

Die allergene und lichtsensibilisierende Wirkung wurde außerdem beobachtet und beschrieben von Hiob und Hippius, Lehmann, Gäde und Heinrich, Labhardt. Sidi, Hincky und Gervais beobachteten in 3 Jahren 262 Fälle, hervorgerufen durch phenergenhaltige Salben.

Zusammenfassend wäre zu fordern, daß mit Antihistaminica und Sympathicolytica, die den Phenothiazinring enthalten, jeder exogene Kontakt vermieden wird. Patienten, die unbedingt mit solchen Medikamenten behandelt werden müssen, dürfen unter keinen Umständen während der Dauer der Behandlung dem Licht ausgesetzt werden.

Ein besonderes Kapitel ist die Behandlung der Pollenallergie der Schleimhäute von Asthmatikern (Heuschnupfen). Da bei dieser sehr lästigen allergischen Diathese die Antihistaminica große Erleichterung bringen, hat man versucht, die ermüdende Wirkung der Antihistaminica durch Pervitin bzw. Analeptica zu kompensieren. Das ist mit dem Präparat Plimasin, das sich uns zur Heuschnupfen-Behandlung ausgezeichnet bewährt hat, auch gelungen. Warnen möchten wir dagegen vor Coffein, da dadurch eher der umgekehrte Effekt erzielt wird. Die optimale Plimasindosis liegt zwischen 2 und 3 Tabletten täglich.

Für die lokale Anwendung von Antihistaminica in Form von feuchten Verbänden oder Salben ist besonders wichtig eine klare Indikationsstellung. Die Erwartungen an den therapeutischen Effekt dürfen nicht zu hoch gespannt werden. Der Wirkungsmechanismus beruht auf dem antiphlogistischen und lokalanalgetischen Effekt der Histamininhibitoren. Günstige Erfahrungen bei der Behandlung von verschiedenen Hauterkrankungen wurden beobachtet bei folgenden Erkrankungen:

feuchte Verbände: akute Dermatitiden
Salben: Nach Abklingen der akuten Erscheinungen w. o.
                     Neurodermitis
                     Pruritus ani et scroti
                     Pruritus senilis.

Wenn Reizungen auftreten, dann können diese bedingt sein durch die Salbengrundlagen oder aber durch zu frühe Anwendung der Salbe. Kontaktdermatitiden bzw. Sensibilisierungen sind auch nach lokaler Anwendung von Antihistaminica möglich. Die antimykotische Wirkung der Antihistaminica ist für eine therapeutische Anwendung zu gering.

Cortison und ACTH

Zum Verständnis der folgenden klinischen Beobachtungen setzen wir als bekannt die Entdeckung des Cortisons von Hensch und Mitarbeitern 1949 sowie des ACTH, die Stoffwechselleistungen dieser Hormone, die Beziehungen zwischen Hypophyse und Nebennierenrinde als bekannt voraus. Nicht unbedingt notwendig zum Verständnis ist die Seleysche Hypothese über die Adaptationskrankheiten.

Neben dem Cortison sind inzwischen bekannt geworden das Hydrocortison, bei dem die Ketogruppe an C_{11} zur Hydroxylgruppe reduziert ist und das Prednison, das im Ring A des Cyclopentanophenanthren-Ringes eine weitere Doppelbindung trägt (siehe Formelbilder). Das Prednison scheint bezüglich der Erhaltungsdosis wesentlich wirksamer zu sein als Cortison und Hydrocortison. Dem Hydrocortison entspricht das Prednisolon, das am C_{11}-Kohlenstoffatom eine Hydroxylgruppe trägt.

Diesen vier Nebennierenrinden-wirksamen Hormonen ist gemeinsam, daß sie das Wachstum des Bindegewebes, die Proliferation der Histiocyten, die Wundheilung sowie den Ablauf von Entzündungen bzw. entzündlichen Reaktionen hemmen. Weiter werden die Anti-Körperbildung, fieberhafte Reaktionen, die Blutkörperchensenkung, die Eosinophilie und die Lymphocytose antagonistisch beeinflußt.

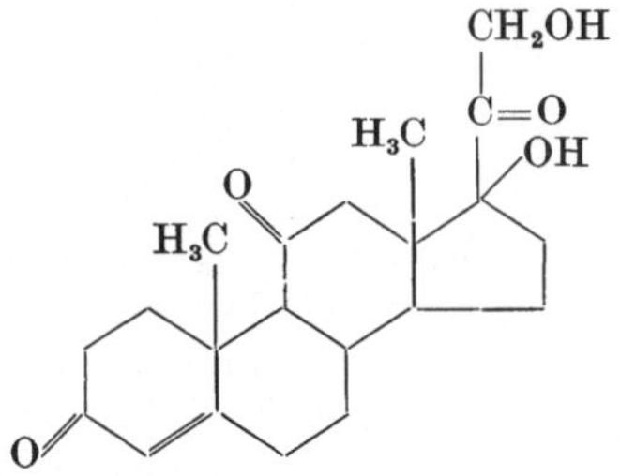

Cortison

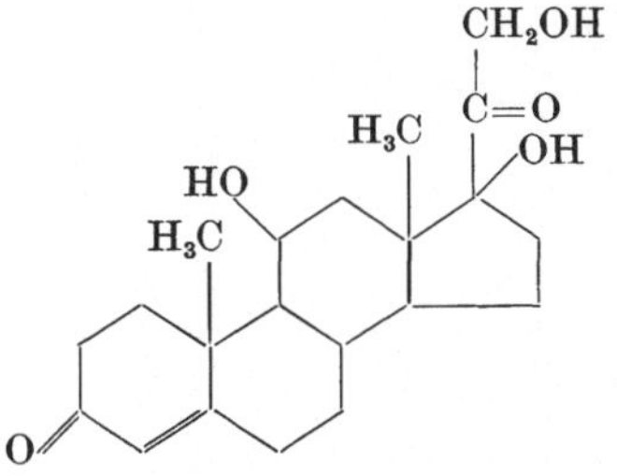

Hydrocortison

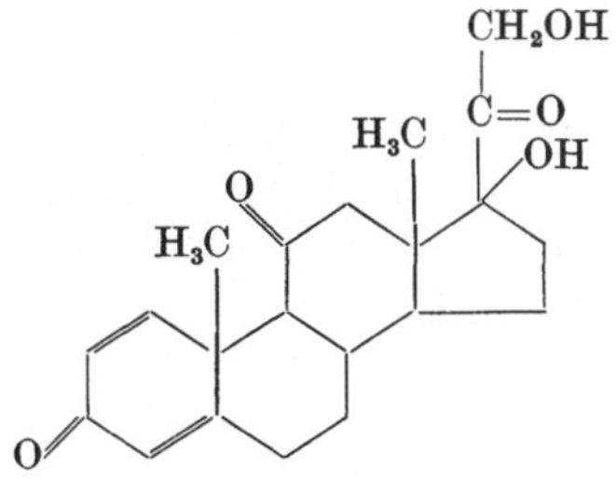

Prednison

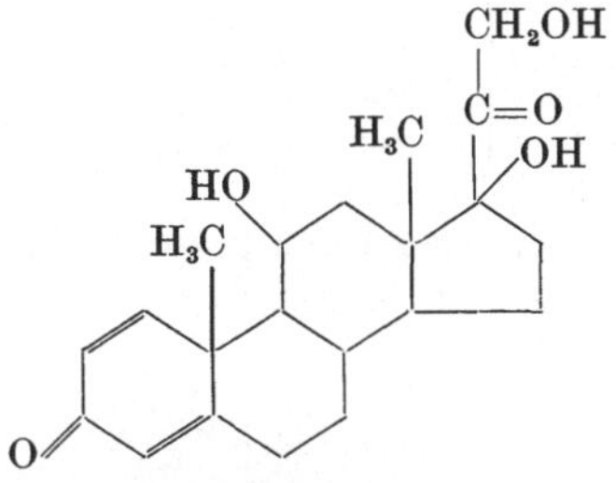

Prednisolon

Bevor wir zur Anwendung der Nebennierenhormone bei einzelnen Krankheiten kommen, sollen noch ganz kurz die Entzündungslehre von MENKIN und die Hypothese von UNGER diskutiert werden. Nach MENKIN werden beim Ablauf entzündlicher Vorgänge aus den Zellen folgende Stoffe, die zum Teil bereits kristallisiert werden konnten und wahrscheinlich Polypeptide sind, in Freiheit gesetzt:

1. Leukotaxin,
2. ein Faktor, der die Leukocytose in Gang bringt und aus einem thermolabilen und einem thermostabilen Faktor besteht.
3. das Nekrosin,
4. das Pyrexin,
5. ein Faktor, der zur Leukopenie führt.

Alle diese Produkte entstehen vermutlich durch die Wirkung von Proteinasen, die beim Ablauf der Entzündung aktiviert werden; wahrscheinlich sind es Polypeptide! Wir können klinisch relativ einfach feststellen, daß alle nach MENKIN bei der Entzündung freiwerdende Faktoren durch Cortison und Derivate sowie ACTH gehemmt werden.

Beim Ablauf von Antigen-Antikörper-Reaktionen wird nach UNGER das Profibrinolysin durch Cytofibrinolysinokinase zu Fibrinolysin aktiviert, das dann eine proteolytische Tätigkeit entfaltet unter Bildung von Polypeptiden mit histaminähnlichen Eigenschaften. Solche Fibrinolysinokinasen können auch aus Bakterien usw. in Freiheit gesetzt werden. Was für unsere Betrachtungen nun aber besonders wichtig ist, das ist die Annahme, daß die Fibrinolysinbildung durch ACTH und Cortison gesteuert werden soll, und zwar derart, daß durch beide Substanzen ein

Antifibrinolysin aktiviert werden soll, das dann die Wirkung des Fibrinolysins hemmt.

Die Aktivierung der Fibrinolyse scheint ein ganz allgemeiner Vorgang zu sein, der durch A. A.-Reaktionen, Stress-Reaktionen und durch Pyrogene ausgelöst werden kann. O. WESTPHAL hat uns Pyrogene, die bei einer Dosierung von 100 γ eine im T. E. S. nachweisbare Fibrinolyse in Gang bringen, zur Verfügung gestellt.

Tabelle 15. *Reizstoff Sä 1083 und Cortison*

Reizstoffdosis γ	Cortisondosis mg	Fibrinolyse +	Fibrinolyse ∅	Zahl der Fälle
100	50	8	2	10
80	80	9	1	10
100	150	3	—	3
100	200	2	—	2
100	250	3	2	5
100	300	2	2	4

In der Tab. 15 sind die Ergebnisse des Thrombelastogramms nach verschiedenen Pyrogen- und Cortisondosen zusammengestellt. Es ist bei kleinen Cortisondosen nicht möglich gewesen, den Ablauf dieser Fibrinolyse zu hemmen. Bei einer Tagesdosis von 300 mg Cortison konnte unter 4 Patienten nur noch bei 2 eine schwache Fibrinolyse beobachtet werden.

Die Hemmung der histiotropen Reaktionen durch ACTH und Cortison gibt uns in der Dermatologie die Möglichkeit, epidermale exsudative allergische Reaktionen, sowie cutan-vasculäre urticarielle Reaktionen usw. zu hemmen und sie für eine beliebig lange Zeit willkürlich zu unterbrechen. Wir möchten jedoch ausdrücklich betonen, daß wir bis heute nicht in der Lage sind, die Wirkung von ACTH und der Cortisone im einzelnen zu übersehen und wir halten es mit HEILMEYER für reichlich naiv, etwa die Wirkung der N. N. H. auf die Hyaluronidase oder die

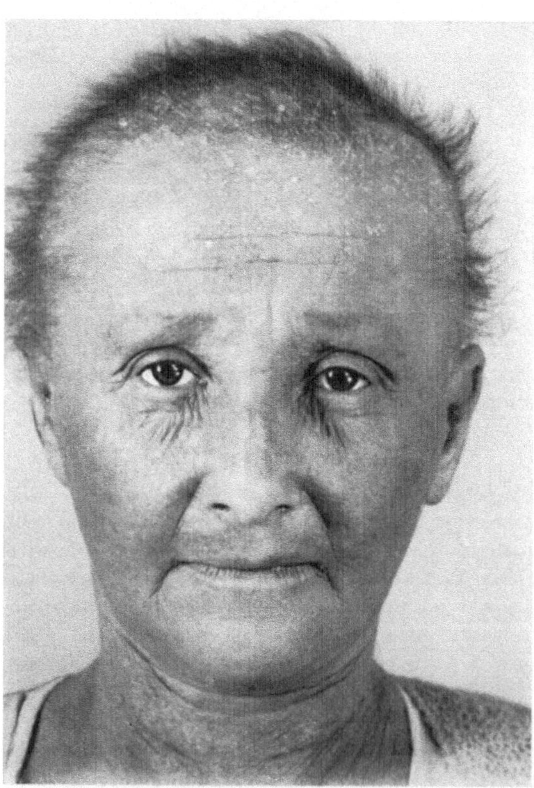

Abb. 8

Capillarpermeabilität als ausreichend für die Erklärung der „heilenden" Wirkung ansehen zu wollen. In weitaus den meisten Fällen ist die

Wirkung des ACTH und der Cortisone eine rein symptomatische; nur wenn wir mit der histiotropen Wirkung dieser Hormone eine ätiotrope Therapie verknüpfen können, kommt es zu einer echten Ausheilung.

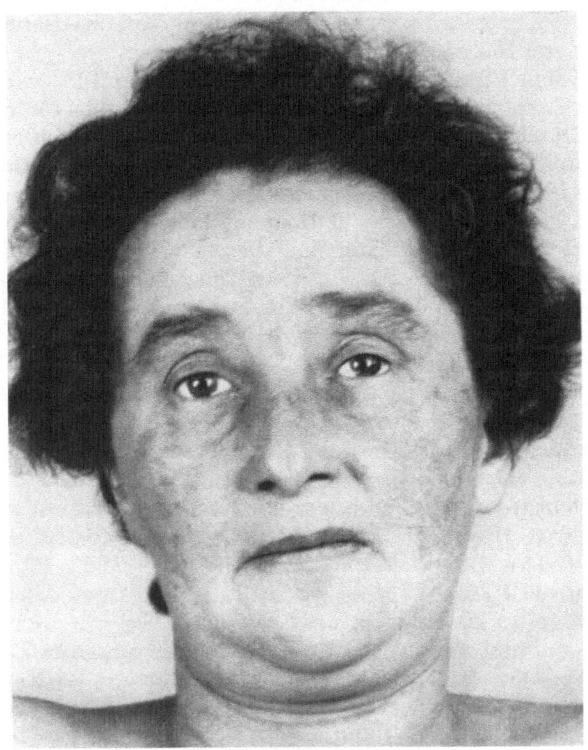

Abb. 9

Abb. 8 u. 9. Erythrodermie und Seborrhoe. Abb. 8. Vor Behandlung. Abb. 9. Nach Behandlung mit 30 g Cortison (täglich 100 mg)

Die Indikationen für die Anwendung von Cortison und ACTH, die wir verantworten können, sind:

1. Der Pemphigus vulgaris, vegetans und foliaceus. Die Ursache des Pemphigus ist unbekannt. Die Behauptung, daß es sich um eine Viruserkrankung handeln würde, konnte bisher nicht bewiesen werden. Um die Genese der Pemphigusblase hat man sich lange Zeit gestritten; ob es sich um eine primäre Degeneration der Epithelien oder um eine entzündliche Exsudation aus dem Papillarkörper handeln würde. Man nimmt heute allgemein an, daß eine entzündliche Exsudation aus dem Papillarkörper der Blasenbildung vorausgeht. Die Ausweitung der Lymphgefäße ist oft das einzige Zeichen des entzündlichen Ödems. In den meisten Fällen handelt es sich um eine intraepidermale Blasenbildung, wobei sich die von TZANK zuerst beschriebenen Epithelzellen mit degenerativen Veränderungen auf dem Blasengrund nachweisen lassen. Diese in Schüben ablaufende Dermatose kann nun mit Anfangsdosen von Cortison von 300—600 mg tägl. in wenigen Tagen zum Abheilen gebracht werden. Es ist hierbei sehr wichtig, daß man mit hohen Dosen beginnt und dann je nach dem klinischen Befund mit der tägl. Dosis langsam zurückgeht, bis man bei einer Erhaltungsdosis von 50—100 mg tägl. die Neubildung von Blasen völlig unterdrücken kann.

Den gleichen Effekt kann man erreichen mit ACTH, wobei man die wirksamste Therapie in Form des i.v.-Dauertropfs 60—150 E tägl. oder die gleiche Dosierung bei i.m.-Injektion über 6 Std. anwenden kann. Die Erhaltungsdosis erfolgt hierbei am besten mit dem sog. Depot-ACTH (5—10 E tägl.). Da die ausgezeichnete Blasenrückbildung nach Cortison bzw. ACTH geradezu mit großer Regelmäßigkeit läuft, glauben wir die Wirksamkeit neuer Präparate bei diesem Krankheitsbild geradezu quantitativ erfassen zu können. Von den neuen Cortisonpräparaten Prednison und Prednisolon wurde die Behauptung aufgestellt, daß sie 4—5mal wirksamer wären als Cortison und Hydrocortison. Wir haben deshalb die folgende Dosierung beim Pemphigus gewählt: Zu Beginn 5×5 Tabletten Prednison, abklingend und eingestellt auf tägl. $3—4 \times 5$ mg Prednison.

Ein Beispiel für die Dosierung von Prednison bei einem Pemphigus vulgaris soll im folgenden dargestellt werden:

Die Patientin kam im Alter von 35 Jahren zu uns mit einem Pemphigus vulgaris. Der ganze Körper war mit Blasen übersät, die zum Teil sekundär infiziert waren. Bei einer tägl. Gabe von 3×25 mg $= 75$ mg Prednison über 3 Tage kam es zur Rückbildung und Ausheilung der Blasen. Unter $3 \times 20 = 60$ mg über weitere 3 Tage heilten die Herde vollständig aus und nahmen normale Hautfarbe an. Am 7. Tag wurde die Prednison-Dosis auf 3×15 mg $= 45$ mg reduziert, es kam sofort zu starkem Juckreiz und neuer Blasenbildung. Eine Erhöhung auf 3 mal 20 mg $= 60$ mg tägl. führte dann wieder zum alten Zustand.

Auf Grund unserer Beobachtungen an insgesamt 5 Pemphigus vulgaris-Fällen kann als gesichert angesehen werden, daß man mit $^1/_3$ der Cortison-Dosis bei Verwendung von Prednison auskommt; also statt einer Anfangsdosis von 300 mg Cortison 100 mg Prednison und eine Erhaltungsdosis von 50—60 mg entspricht einer Prednisondosis von $3—5 \times 5$ mg täglich.

Bei schweren Fällen von Pemphigus vulgaris, insbesondere Pemphigus vegetans, benötigen die Patienten Anfangsdosen von 600 mg. Eine Patientin (Frau B.), die 1951 bei uns zur Aufnahme kam und bei der die gesamte Therapie mit Spirotrypan, Germanin, Resochin, Campolon usw. vollständig versagte, ist heute auf eine Behandlung mit 4×25 mg Cortison und 2×40 E ACTH wöchentlich eingestellt.

Therapie. I. stationärer Aufenthalt vom 10. 7. 1951 bis 15. 1. 1952. Anfänglich behandelt mit Antibiotica, Antihistaminica, Spirotrypan, Germanin, Resochin, Campolon, Cytobion und Polybion. Lokal: Bäder, Spülungen und Salben. Rö.-Bestrahlungen mit Oberflächengerät 90 kV, 2 Al. Filter, li. Achselhöhle 850 r, re. Achselhöhle 800 r. Genitalregion 200 r. — Keine Besserung des Befundes. Allergische Exantheme nach Luvistin, Spirotrypan und Resochin.

Erst nach Bluttransfusionen und Verabreichung von insgesamt 1950 E ACTH trat schlagartig Besserung des Allgemeinbefindens und Abheilung der Hauterscheinungen ein.

Rezidiv 3 Tage nach der Entlassung.

II. stationärer Aufenthalt vom 30. 1. 1952 bis 15. 11. 1952: Cortiphyson 1000 E, Germanin 5,25 g, Penicillin 7,2 Mill., Chloromycetin 110 g, Cytobion, Polybion, Campolon, Bluttransfusionen. Rö-Bestrahlung des Nackens: 500 r, 0,5 Al, 90 kV. Keine sichtliche Besserung.

Ab 11. 10. : 5 Cortisonkuren: 1. Tag 3 × 100 mg, 2.—4. Tag 2 × 100 mg, 5. und 6. Tag 50 mg. — Überraschend schnelle Abheilung der Hauterscheinungen. Dauermedikation von 25 mg Cortison per os.

Rezidiv Anfang Dezember 1952.

III. stationärer Aufenthalt vom 12. 12. 1952 bis 10. 1. 1953: Pasimycin und Cortison. Zuerst 2 × 100 mg, dann 100 mg tägl. Schnelle Abheilung der Erscheinungen. Dauermedikation von 100 mg. — Rezidiv etwa am 6. 12. 1953, nachdem die Pat. nur 25 mg Cortison tägl. genommen hatte.

IV. stationärer Aufenthalt vom 12. 12. 1953 bis 16. 3. 1954: Abheilung der Hauterscheinungen unter insgesamt 15,0 g Cortison i.m. Gegen Ende der Behandlung traten neben Ödembildung ein erhöhter Blutzuckerspiegel und Zuckerausscheidung im Urin auf. Zuckerarme, flüssigkeitsbeschränkte und kochsalzfreie Diät. — Dauermedikation von 100 mg Cortison tgl. vorgeschlagen, wurde von der Patientin nicht eingehalten.

Rezidiv unter 50 mg Cortison.

V. stationärer Aufenthalt vom 11. 10. 1954 bis 6. 11. 1954: Rasches Abheilen der Blasen und Erosionen unter insgesamt 3,925 g Cortison, 45 g p-Aminobenzoesäure und 2 × 40 E Cib(ACTH)en wöchentlich. Dauermedikation 3 × 25 mg Cortison per os tgl. und 3,0 g p-Aminobenzoesäure tgl. und 2 × wöchentlich 40 E Cib(ACTH)en.

Über einen von uns beobachteten Fall von *Pemphigus* GOUGEROT hat HERZBERG ausführlich berichtet.

Charakteristisch für dieses Krankheitsbild ist die Ähnlichkeit mit Pemphigus vulgaris bzw. Dermatitis herpetiformis DUHRING. Es handelt sich um eine gutartige, familiär auftretende Genodermatose mit intraepithelialer Blasenbildung ohne Erscheinungen an der Mundschleimhaut. Die Blasenbildung konnte mit einer Erhaltungsdosis von tgl. 3 × 5 mg unterdrückt werden. Die Anfangsdosis betrug 200 mg Cortison. Ähnlich gute Erfolge sind für den Pemphigus foliaceus in der Literatur beschrieben. Die Patientin Bu. und der Patient Bi. lehren uns, daß die Pemphigus-Behandlung bei einer Erhaltungsdosis von täglich 50—100 mg Cortison bzw. 20—30 mg Prednison über Jahre durchgeführt werden kann. Über die Nebenerscheinungen werden wir am Schluß besonders berichten.

2. Dermatitis herpetiformis DUHRING. Die Dermatitis herpetiformis DUHRING, die durch ihren Juckreiz, die Polymorphie der Efflorescenzen und die subepidermale Blasenbildung gekennzeichnet ist, kann ebenfalls mit ACTH und Cortison zur Abheilung gebracht werden. Juckreiz verschwindet, Bläschen heilen ab! Der gleiche Effekt läßt sich allerdings auch mit Sulfapyridin erreichen.

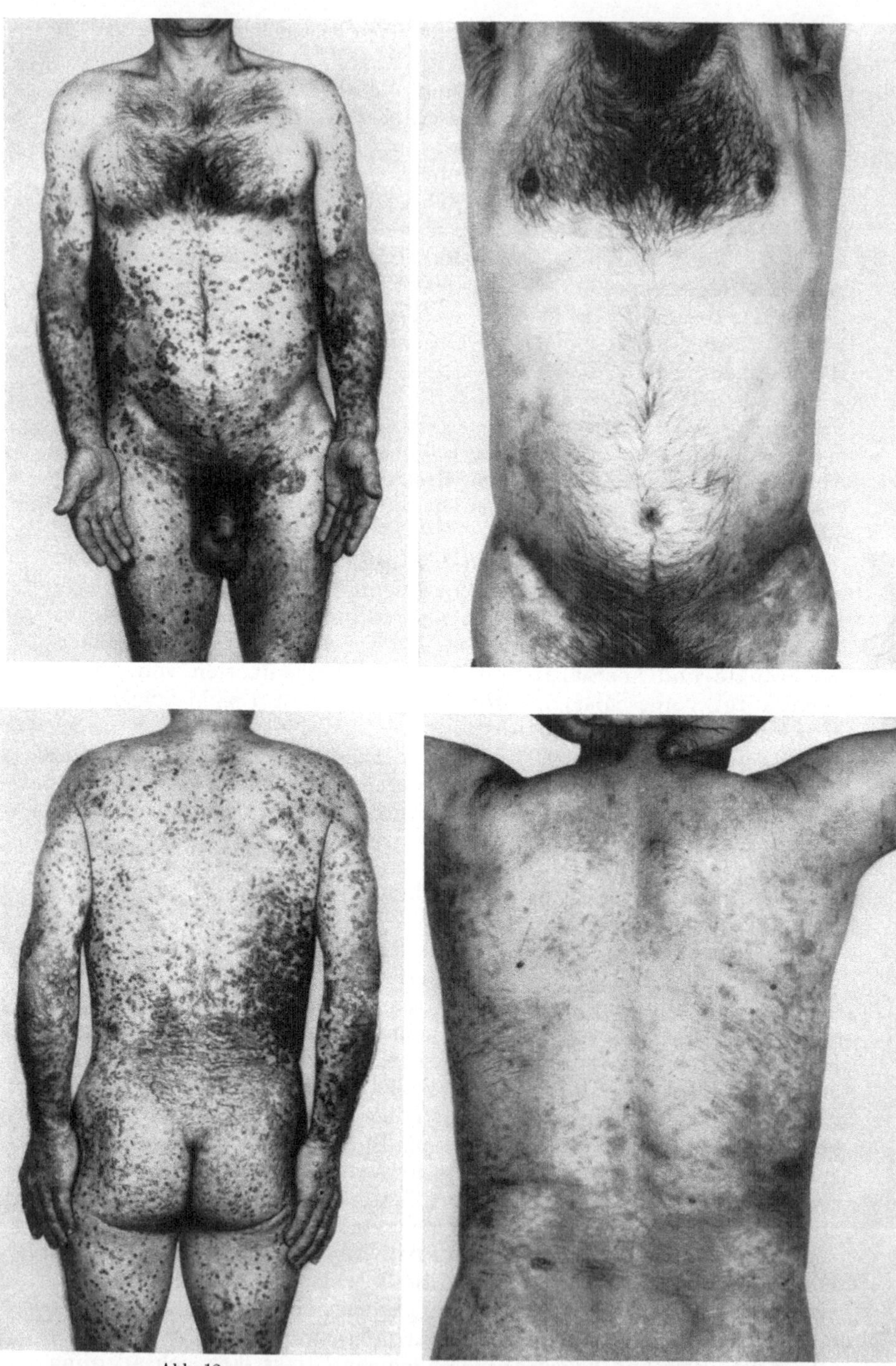

Abb. 12

Abb. 13

Abb. 10—13. Pemphigus chronicus benignus, Typ Gougerot/Hailey-Hailey. Abb. 10 u. 12. Vor Behandlung. Abb. 11 u. 13. Nach Behandlung mit täglich 4 × 5 mg Decortin

3. Erythrodermien. Eine weitere Indikation für eine zeitlich begrenzte Anwendung von ACTH bzw. Cortison und seiner Derivate sind die primären und sekundären Erythrodermien. Bei diesen schweren Dermatosen kann man in 8—10 Tagen mit Tagesdosen von 200 mg Cortison bzw. täglich 20—40 mg ACTH oder auch mit beiden kombiniert eine scheinbare Ausheilung erreichen. Die Haut wird blaß, die Infiltrate bilden sich zurück, aber nach dem Absetzen der Therapie kommt es in vielen Fällen zu einem erneuten Rezidiv in der scheinbar gesunden Haut.

4. Exfoliative Dermatitiden. Die schweren allergo-toxischen exfoliativen Dermatitiden nach Salvarsan, Arsen, Penicillin können sowohl mit ACTH als auch mit Cortison rasch zur Ausheilung gebracht werden. (300—400 mg tgl., langsamer Rückgang auf 50 mg). Auch hierbei ist es wichtig, daß man sowohl ACTH als auch Cortison nicht zu lange gibt, um nicht auf die schwer geschädigte Epidermis durch die Entwicklung der Resistenzlosigkeit noch Pyodermien usw. aufzupfropfen, es sei denn, daß eine zusätzliche antibiotische Therapie ohne Schädigung der Haut möglich ist.

5. Der akute Erythematodes bzw. das Libman-Sachs-Syndrom (Erythematodes acutus disseminatus). Diese Dermatose beginnt gelegentlich exanthematisch mit erythematösen, papulösen, bullösen Efflorescenzen, die sich über das gesamte Integument ausbilden können. Bevorzugt werden befallen: Gesicht, Hals, Handrücken und Arme! Das Krankheitsbild kann sich bis zur generalisierten exfoliativen Erythrodermie entwickeln. Die Mundschleimhaut kann mitbefallen sein. Im Initialstadium hohes Fieber, schmerzhafte Gelenkschwellungen, rheumatoide Muskelschmerzen, Nephritis, Endokarditis (verrucös!) (Commotio, Perikarditis!). Im Blutbild finden sich die charakteristischen HARGRAVE-HASERIKschen Zellen. Unter Cortison verschwinden die Hauterscheinungen und die typischen Zellen. Der letale Ausgang der Erkrankung ist jedoch nicht aufzuhalten!

6. Purpura. R. HOIGNÉ, F. KOLLER und H. STORK konnten beim Studium des experimentellen SCHWARTZMAN-Phänomens unter ACTH zeigen, daß der Thrombocytensturz durch ACTH und Cortison verhindert werden kann; der Anstieg des Antithrombintiters wird gehemmt, der Prothrombinkomplex wird aktiviert und die Resistenz der Capillaren wird meßbar erhöht (Saugglockenversuch). Das ACTH und Cortison entfalten also einen antihämorrhagischen Einfluß auf Blutplättchen, Antithrombinspiegel, Prothrombinkomplex und Capillarresistenz. Wir behandeln deshalb die vasculär bedingten Purpuraformen vom Typus der SCHAMBERGschen Purpura, der Purpura MAJOCCHII und der Dermatite purpurique e pigmentée mit ACTH bzw. Cortison und haben damit gute Erfolge erzielt. — 4 × 25 mg Cortison bzw. 20 E ACTH täglich.

7. Eosinophiles Granulom (Granuloma eosinophilicum faciei) (PINKUS) Besonders eindrucksvoll war die Wirkung von Cortison auf ein eosinophiles Granulom, das sich unter Cortison in ganz kurzer Zeit zurückbildete:

a) Frau Spr., A.
Eosinophiles Granulom bzw. faciales Granulom des Gesichtes.
Dosierung: 20 × 200 mg Cortison sowie ambulant 5 Tage lang 3 × 25 mg in Tablettenform.

Außerordentlich rasche Rückbildung der bis zu einem Zentimeter über das Niveau der Haut erhabenen knotenförmigen Infiltrate. Rückfall ein Jahr nach Beendigung obiger Behandlung.

b) Herr Ro., A.

Faciales Granulom.

Völlige Rückbildung nach 1,3 g Cortison, welche in abfallender Dosierung von 200—25 mg verabfolgt worden sind. Patient ist bereits 5 Monate rezidivfrei.

8. Phlebitis migrans bzw. saltans. Die Phlebitis migrans beginnt mit einer Schwellung (Knötchenbildung) der Intima (Adventitia und Media), sekundär kommt es dann zur Thrombose. Die häufig rezidivierenden Thrombophlebitiden sind der Chemotherapie sehr schwer zugänglich, sie lassen sich aber unter einer kombinierten Therapie mit Antibiotica und Cortison bzw. ACTH noch zur Ausheilung bringen.

Morbus Mondor!

a) Pat. Str., K. H.

Diagnose: Phlebitis migrans.

Haut. Sitz der Veränderungen sind beide Unterschenkel und die Kniekehlen. Es finden sich an den Innenseiten und über den Waden mehrere etwa münzgroße, entzündlich gerötete, druckschmerzhafte Infiltrate, die dem Verlauf der Venen entsprechend lokalisiert sind. Daneben besteht an der re. Unterschenkelinnenseite eine streifenförmige, etwa 15 cm lange, 1 cm breite, dem Verlauf einer oberflächlichen Vene folgende, schmerzhafte Rötung der Haut, die nach distal in einen mehr braunen Streifen übergeht. Bei Betastung fühlt man im Bereich der entzündlichen Veränderungen einen verhärteten Kranz, der als entzündlich veränderte Vene anzusprechen ist.

HNO-Klinik. Tonsillen hyperplastisch, kein Anhalt für Focus.

Zahnklinik. Devitale Zähne: 5 oben re., 6 unten li.; röntg. keine apikale Aufhellung. — Dentaler Herd in Betracht zu ziehen.

Therapie und Verlauf. Beginn der Therapie am 25. 10. 1955 stationär mit täglich 1 Mill. E Supracillin (=500000 E Penicillin und 0,5 g Streptomycin); insgesamt erhielt Pat. 15 Mill. E.

Nach 10 tägiger Behandlung Probeexcision.

Da bisher noch keine Besserung, Beginn mit *Cortison*, zunächst täglich 3 × 50 mg i. m., nach einigen Tagen wird die Tagesdosis auf 100 mg herabgesetzt und später eine Behandlung mit täglich 50 mg Cortison per os durchgeführt.

	Vor Beginn der Cortisontherapie	nach 10 tägiger Behandlung (etwa 900 mg)
Kalium i. S.. . .	16,6 mg-%	16,2 mg-%
Natrium i. S. . .	303 mg-%	308 mg-%
Calcium i. S. . .	9,9 mg-%	9,8 mg-%

Schon einige Tage nach Einsetzen der Cortisonbehandlung bildeten sich die akut-entzündlichen Veränderungen zurück, der Patient wurde schmerzfrei.

b) Pat. Be., H.

Diagnose: Phlebitis migrans.

Lokalbefund (14. 11. 1955). Befallen ist der li. Unterschenkel. Über der Wade lassen sich mehrere verhärtete Stränge unter der Haut abtasten, auf denen bis bohnengroße Knoten wie auf einer Schnur aufgereiht erscheinen. Im distalen Drittel geht einer der Stränge in eine etwa 10 cm lange, streifenförmige, schmale Rötung über, die bei Betastung schmerzhaft ist. Über dem Sprunggelenk findet sich ein etwa kirschgroßer, entzündlich geröteter, schmerzhafter Knoten. Geringe Ödeme des Fußrückens.

Bakteriologische Untersuchung. Ein 2 cm langes Stück einer entzündlich veränderten Vene wurde in Lokalanaesthesie reseziert und nach Homogenisierung im

Mikrohomogenisator unter aeroben und anaeroben Bedingungen auf verschiedene Nährböden gebracht.

Ergebnis. Sämtliche Kulturen steril.

Therapie und Verlauf. Beginn der Therapie am 17. 11. 1955 mit täglich 4 g Pluriseptal per os und 100 mg *Cortison* i.m. Da sich nach 4 Tagen noch keine Besserung eingestellt hatte, wurde die Cortisondosis auf 150 mg/die erhöht. Am 28. 11. 1955 war die entzündliche Rötung zurückgegangen und die Herde kaum noch schmerzhaft. Verträglichkeit von Pluriseptal und Cortison gut.

	Vor Beginn der Cortisontherapie	nach 28 tägiger Therapie (1000 mg)
Kalium i. S.. . .	19,7 mg-%	13,9 mg-%
Natrium i. S. . .	328 mg-%	298 mg-%
Calcium i. S. . .	11,2 mg-%	9,8 mg-%

Ähnliche Erfahrungen haben wir gemacht mit der Vasculitis nodosa, die auf alleinige antibiotische Behandlung sehr oft nicht anspricht, unter Cortison dann aber ausheilt und erst nach Zeitintervallen von Jahren wieder rezidiviert.

Sehr schwierig ist die Beurteilung der Periarteriitis nodosa (Panvasculitis). Zu Beginn glaube ich, sollte man diese Erkrankung unter antibiotischem Schutz, kombiniert mit Cortison und ACTH, über Wochen behandeln. Die Anwendung von Antihistaminica über Monate und Jahre ist dagegen abzulehnen.

9. Schwangerschaftsdermatosen.   Unter den Schwangerschaftsdermatosen läßt sich besonders die Impetigo herpetiformis, deren Ursache in einer Hypofunktion der Epithelkörperchen gesehen wird, mit Cortison rasch zur Abheilung bringen. Wir konnten bei einer Patientin unter Cortison die Erkrankung während der Schwangerschaft vollständig ausheilen.

Frau Zu., H.

1. stationäre Behandlung vom 30. 7. bis 9. 10. 1953:

Graviditas mens VIII.

Etwa am 15. 7. begann sich vom Hals aus Rötung, nur gering juckend, aber stark schuppend, auszubreiten. Etwa 8 Tage später Auftreten von Eiterbläschen:

	Calcium gesamt	Eiweiß gesamt	Takata	Cadmium
30. 7.	9,6	7,8; seit 31. 7. 3 mal 5 Tropfen AT 10	90	+
5. 8.	8,2	seit 5. 8. 100 mg/die Cortison		
11. 8.	8,2	4 mal 5 Tropfen AT 10	Ca. gluc. 10 cm³ 3 mal	
14. 8.	8,7			
21. 8.	9,7		Ca. gluc. 10 cm³ 4 mal	
24. 8.	9,4			
27. 8.	9,5	3 mal 5 Tropfen AT 10, Cortison ab!		
1. 9.	9,5	2 mal 5 Tropfen AT 10		
7. 9.	8,8			
			Partus 10. 9.	
11. 9.	9,8	3 mal 5 Tropfen AT 10		
15. 9.	8,7			
23. 9.	9,3	Absceß incidiert		
29. 9.	8,9			

2. stationäre Behandlung vom 1. 2. bis 8. 2. 1954:
Graviditas mens II.
Am ganzen Körper, z. T. konfluierende, etwas gerötete Herde mit feiner Schuppung. Keine Blasen.

	Calcium gesamt	Eiweiß gesamt	Takata	Cadmium
3. 2.	9,1	6,2	∅	∅

3mal täglich 1 Tablette Cortison.

Der Herpes gestationis, der unter dem Bild einer Dermatitis herpetiformis aufzutreten pflegt, bildet sich unter ACTH bzw. Cortison ebenfalls rasch zurück. Die Erytheme, Bläschen und Blasen heilen ab und der oft unerträgliche Juckreiz hört oft schon nach 1—2 Tagen auf.

10. Verbrennungen. Darf Cortison bzw. ACTH bei Verbrennungen angewandt werden? Um dem Verbrennungsschock vorzubeugen, halten wir es bei großflächigen schweren Verbrennungen für zweckmäßig, in den ersten Tagen neben der Infusionstherapie und der Anwendung von Antihistaminica bzw. Antibiotica ACTH bzw. Cortison zu verabreichen. Auf keinen Fall sollen aber diese Hormone bei Verbrennungen über längere Zeiträume gegeben werden, da sonst die Abheilung gehemmt werden kann. Flächenhaft auftretende Keloide scheinen sich unter Cortison zurückzubilden. Die allgemeine Anwendung von Cortison bei Keloiden ist aber noch umstritten.

11. Psoriasis und Psoriasis arthropathica. Die Psoriasis wird durch Cortison nicht beeinflußt, wohl aber kann die Psoriasis-Erythrodermie rascher zur Abheilung gebracht werden. Unter kleinen Cortisondosen kann die Entwicklung der Psoriasis arthropathica zweifellos aufgehalten, aber nicht ausgeheilt werden.

12. Neurodermitis bzw. das spätexsudative Ekzematoid. Ein besonderes Kapitel ist die Neurodermitis bzw. das spätexsudative Ekzematoid! Die exsudativen Schübe lassen sich zweifellos mit ACTH und Cortison abfangen, eine Heilung wird damit aber nicht erreicht. Nach wie vor ist es gerade bei diesem Krankheitsbild dringend notwendig, eine exakte Umwelts- und Nahrungsmittelallergen-Analyse durchzuführen.

Unter kleinen Dosen von Prednison bzw. Prednisolon (3 × 5 mg tgl.) kann in Fällen, wo eine Verschickung an die See oder ins Hochgebirge nicht möglich ist, ein leidlicher Zustand der Haut erreicht werden.

Die Neurodermitis macht in ihren exsudativen Schüben das Leben für die Patienten oft so unerträglich, daß wir trotz aller Vorsicht bei diesem Krankheitsbild die Anwendung von ACTH und Cortison freigeben.

STEPHAN ROTHMAN hat einmal gesagt: Es gibt Hautleiden, die das Leben zwar nicht nehmen, es aber vollständig ruinieren!

Mit ACTH und Cortison kann man den Neurodermitikern das Leben wenigstens wieder vorübergehend lebenswert machen!

Die Lokalbehandlung mit Hydrocortison bzw. Prednisolon. Die generalisierte und umschriebene Neurodermitis sowie trockene seborrhoische Ekzemformen sprechen auf eine Lokalbehandlung mit 1%

Hydrocortison- bzw. Prednisolon-Salben oft erstaunlich rasch an. Aber auch hierbei handelt es sich um eine symptomatische Behandlung, die nur selten und unter besonders günstigen Umständen eine Ausheilung zur Folge hat. Um Sekundärinfekte durch Eitererreger, die sich bei lokaler Hydrocortisonanwendung einstellen können, zu vermeiden, pflegt man die 1%ige Hydrocortisonsalbe mit Neomycin, Tetracyclinen (Terramycin) bzw. Hexachlorophen zu kombinieren. Solange durch diese Kombinationspräparate keine zusätzlichen Kontaktdermatitiden erzeugt werden, ist gegen diese Anwendungsform nichts zu sagen. Entscheidend für die Anwendung ist die Salbengrundlage, die so beschaffen sein muß, daß eine Resorption durch die Haut auch möglich ist. Die Coldcreme-Grundlagen scheinen sich hierbei besonders zu bewähren. Solange nicht sehr große Flächen mit 1%iger Hydrocortisonsalbe eingerieben werden, ist mit Nebenerscheinungen bei dieser Anwendungsform nicht zu rechnen.

Gegenindikationen. Unter keinen Umständen sollten Cortison und ACTH angewandt werden bei den Tuberkulosen, bei Magen- und 12-Fingerdarm-Geschwüren, Morbus CUSHING, Osteoporose, Osteomalacie, dekompensierter Herzinsuffizienz und bei akuten Psychosen! Weiter sollte die Anwendung vermieden werden bei der Hypertonie und beim Diabetes mellitus!

Nebenerscheinungen. Unter Beachtung der eben aufgezählten Gegenindikationen und einer dem Krankheitsbild angepaßten Dosierung dürfte die Therapie mit ACTH und Cortison nicht wesentlich differenter sein als etwa die Therapie mit Arsen oder Goldverbindungen.

Der Eingriff in den Mineralhaushalt mit gestörtem Kaliumgehalt und Wasserhaushalt kann zur Blutdrucksteigerung, Angina pectoris-Anfällen und Herzmuskelschwäche führen! Eine Steigerung der Thromboembolie-Gefahr unter Cortison halten wir für übertrieben.

Die innersekretorischen Störungen bei hohen Dosen sind bekannt. CUSHING-ähnliche Syndrome: Fettnacken, Haarausfall, Hypertrichosis, Hirsutismus usw., Acne, Striae, Hyperpigmentationen, Osteoporose! Verminderte Glucosetoleranz! Hyperfunktion der Schilddrüse, verminderte bzw. gesteigerte Potenz, Menstruationsstörungen. — Acne bei Neugeborenen nach Cortison-Behandlung der Mutter.

Wachstumsanregung von Pigmentnaevi! ACTH, das mit Intermedin verunreinigt ist! Verminderung des Glutathion- und Cysteingehalts durch Cortison, wobei die Hemmung der Melaninbildung durch diese Substanzen ausfällt! Methionin und Cystein soll die Hyperpigmentierung verhindern!

Entmineralisation — Oesteoporose besonders im Alter wichtig! Magenulcus, Hypacidität, Magen-Darm-Blutungen, Perforationen sehr gefährlich!

Psychosen stellen die unangenehmsten Nebenerscheinungen dar! Von uns beobachtet beim Pemphigus benignus!

Die Steigerung des Appetits durch die Eiweißstoffwechselsteigerung ist eine unangenehme und sehr ernst zu nehmende Nebenerscheinung, da sie an den Willen des Patienten größte Anforderungen stellt.

Die Provokation und Verschleierung von Infektionen ist durch Cortison jederzeit möglich und besonders gefährlich bei der Tuberkulose, die durch Cortison in eine Miliartuberkulose übergehen kann. Man deutet die Begünstigung der Infektionen durch die Blockade der Leukodiapedase Verminderung der Mitosen, der Gefäßpermeabilität und Steigerung der Gewebepermeabilität (Geyer). Die Gefahren werden jedoch etwas übertrieben, jedenfalls lassen sie sich mit Hilfe sinngemäßer antibiotischer Therapie auf ein Minimum verringern.

Es darf jedenfalls nie vergessen werden, daß bei schwersten Infekten mit schweren allergischen hyperergischen Reaktionen nach kurzdauernder ACTH- oder Cortison-Therapie auch wesentliche Besserungen erzielt werden können.

Die Nebenerscheinungen können jedenfalls durch eine NaCl-arme, Kalium-, Calcium-, und Eiweiß-reiche Kost wesentlich gemildert werden. Laufende Kontrollen des Blutzuckers des Kalium-Calciums, des Blutdrucks, lassen diese Schäden rechtzeitig erkennen. Der Kalium-Calcium-Stoffwechsel kann ohne Schwierigkeit mit dem Flammenphotometer laufend kontrolliert werden.

Tabelle 16. *Kalium-, Calcium- und Natriumbestimmung im Blut bei Cortison-Therapie*

Diagnose	mg-%	Vor der Therapie	Nach Cortison i.m.						nach Hydrocortison p. o.
			550 mg (5. Tag)	875 mg (10.Tag)	2 g (8. Tag)	2,7 g (12.Tag)	3,35 g (16.Tag)	4,0 g (22.Tag)	750 mg (32. Tag)
Phlebitis migrans	K	19,7	13,9						
	Ca	10,2	9,8						
	Na	328	288						
Phlebitis migrans	K	18,1		14,5					
	Ca	9,6		9,2					
	Na	312		292					
Prurigo nodularis Hyde	K	16,2			16,0	17,3	14,7	15,2	12,2
	Ca	9,5			9,5	9,8	9,0	9,9	9,4
	Na	317			314	319	307	317	310

Zum Schluß soll noch die Frage diskutiert werden, ob sich Cortison und seine Derivate wesentlich niedriger dosieren lassen, wenn gleichzeitig Vitamin C und PAB gegeben werden. Für Vitamin C, das wir bei jeder langdauernden Cortison-Verabreichung geben, kann diese Frage nicht eindeutig entschieden werden. Die Nachbehandlung des Pemphigus sollte dagegen eher mit PAB kombiniert werden. Jedenfalls verfügen wir über Erfahrungen an 2 Pemphigus-Fällen, bei denen die Erhaltungsdosis an Prednison auf 2—3 × 5 mg tgl. herabgesetzt werden konnte bei gleichzeitigen Gaben von 2 g (2 × 2 Tabl.) PAB. Über die Wirkungsweise der einsparenden Funktion durch PAB können keine Aussagen gemacht werden.

Literatur

Boothe, J. H., u. a.: Antibiot. Ann. **1953/54**, 46.
Burckhardt, W.: Dermatologica (Basel) **83**, 63 (1941); **95**, 280 (1948).
Epstein, St.: J. Invest. Dermat. **2**, 43 (1939); Dermatologica (Basel) **80**, 291 (1939).

GALE, E. F.: Über den Wirkungsmechanismus von Penicillin. Vortrag anl. d. wissensch. Tagung zur 100. Wiederkehr d. Geburtstages von P. EHRLICH u. E. v. BEHRING, Frankfurt-Hoechst 16. 3. 1954.

GÄDE, E. B., u. K. HEINRICH: Nervenarzt 26, 49 (1955).

HALPERN, B. N.: Arch. internat. Pharmacodynamie 68, 339 (1942).

HAZEN, E. L., and R. BROWN: Nystatin (Fungicidin) an antibiotic produced by a soil actinomycete. Proc. Soc. Exper. Biol. a. Med. 76, 93 (1951).

HEILMEYER, L.: Allgemeine klinische Bedeutung des Hypophysen-Nebennieren-rindensystems. In: Probleme des Hypophysennebennierenrindensystems. Berlin: Springer 1953.

HIOB, J., u. H. HIPPIUS: Ärztl. Wschr. 1955, 501.

HIRSCH, J.: Mschr. Kinderkrkh. 99, 5 (1951).

HOIGNE, R., F. KOLLER u. H. STORK: Die Beeinflussung des experimentellen Schwartzman-Phänomens durch ACTH. Dermatologica (Basel) 103, 234 (1951).

LABHART, F.: Schweiz. Arch. Neur. 73, 338 (1954).

LEHMANN, H. E.: Nervenarzt 25, 322 (1954).

LOMMEL, H.: Zur Beurteilung der Wirkungsweise von Antibiotica. Arzneimittel-forsch. 5, 176—183 (1955).

MENKIN, V.: Dynamics of Inflammation. New York: Macmillan 1940.

— Newer Concepts of Inflammation. Springfield, Ill.: C. G. Thomas 1950.

— On the Localisation of Corticotropin (ACTH) in an inflamed Area. Brit. J. Exper. Path. 34, 420 (1953).

ROBINSON, H. M. jr.: Uses and Abuses of Antibiotics in the treatment of dermatoses. U. S. Armed Forces Med. J. 5, 953 (1954).

SCHULZ, K. H., A. WISKEMANN u. K. WULF: Arch. klin. exper. Dermat. (im Druck).

SIDI, E., M. HINCKY and A. GERVAIS: J. Invest. Dermat. 24, 345 (1955).

TANNER, F. W., u. a.: Antibiot. Chemoth. 2, 441 (1952).

UNGAR, G.: Biological mechanism of the allergic reaction. Internat. Arch. Allergy 4, 258 (1953).

WESTPHAL, O.: Bakterienreizstoffe und ihre Wirkungsweise. Angew. Chem. 64, 314 (1952).

Aussprache

KEINING (Mainz): Die Richtlinien, die Herr KIMMIG für die Antibiotica und Sulfonamide entwickelt hat, sind die gleichen, die auch wir für zweckmäßig halten. Die Antihistaminica haben alles in allem gesehen dermatologisch doch enttäuscht. Die großen Wirkungen, die man sich ursprünglich von ihnen versprochen hatte, sind nicht eingetroffen. Aber das soll nicht heißen, daß die Antihistaminica als wertlos anzusehen sind, im Gegenteil, sie bedeuten oftmals eine brauchbare Unter-stützung unserer Behandlungsmaßnahmen. Besonders wichtig erscheint mir der Hinweis des Vortragenden auf die mit Antihistaminica usw. möglichen Licht-empfindlichkeiten. Sie verdienen zweifellos gewissenhafteste Beachtung. Ganz besonders interessieren konnten mich die Ausführungen des Vortragenden über das Decortin. Es führt einerseits zu einer Kochsalzausscheidung, andererseits zu einer Kaliumanreicherung. Es bewirkt also eine Remineralisation im Sinne der von HOPF und KEINING seinerzeit entwickelten Richtlinien für die ungesalzene und Titrosalz-Diät. Auch hat sich inzwischen einwandfrei ergeben, daß für alle Vor-gänge der Demineralisation und Remineralisation die Kationen, und nicht die Anionen, also Natrium, Kalium, Calcium und Magnesium maßgeblich sind. Die ursprünglich für die Elektrolyttherapie erschlossenen Indikationsgebiete werden in drastischer Form heute gleichfalls ganz besonders durch die Decortin-Behandlung bestätigt. Ihnen gegenüber ist die Wirkung der ungesalzenen Diät eine abgemilderte, dafür aber langfristig durchführbar, während mit dem Decortin nur kurzfristige Umstellungen im Mineralhaushalt ohne Schaden möglich sind, deren Ausnutzung aber sicherlich, rein dermatologisch gesprochen, bei Beachtung der Gegenindikation große Anfangsvorteile besitzt.

STÜHMER (Freiburg): Ich möchte anregen, daß wir den Ausdruck „Sicherheits-kur" bei der Syphilis-Behandlung grundsätzlich ausschalten. Entweder ist eine Kur notwendig, weil sie zu einem erfahrungsgemäß notwendigen Behandlungsmaß gehört oder sie ist unnötig und dann wird sie nicht gemacht. Der Ausdruck „Sicherheitskur" kommt lediglich dem Leichtsinn des Patienten entgegen und gibt dem Versicherungsträger die Handhabe, bei der Bezahlung Schwierigkeiten zu machen.

BRAUN-FALCO (Mainz): Der stark antiexsudative Effekt von *Decortin* empfiehlt bei praktisch fehlenden Nebenwirkungen seine Anwendung bei ausgedehnten *nässenden* Ekzemen und besonders bei *Dyshidrosis*. Bereits nach kurzfristiger Behandlung (3—5—7 Tage) wird ein Absprung zur geeigneten Salbenbehandlung möglich. Rezidive nicht immer vermeidbar. (Dosierung: siehe Münch. med. Wschr., im Druck.)

GÖTZ (München): Nach dem Hinweis, daß *Nystatin* mit dem ebenfalls gegen die Candida albicans gerichteten *Mycostatin* identisch ist, wird über eigene Erfahrungen mit diesem peroralen Antibioticum bei einem ausgedehnten Soorgranulom eines 4jährigen Kindes berichtet. Die Beeinflussung der Hautherde ist geringer als die Beseitigung des Erregers im Darm. Offenbar ist die Resorption ungenügend. Sulfonamide sind nicht nur gegen die Aktinomykose, sondern nach eigenen Erfahrungen in hervorragender Weise auch gegen das Granuloma paracoccidioides wirksam (Pluriseptal).

KLINGMÜLLER (Bonn): Wir konnten eine Hemmkörperhämophilie bei einem Pemphigus vulgaris nach längerer ACTH-, Cortison- und Decortin-Behandlung beobachten. Es ist dies der vierte Fall dieser eigentümlichen Komplikation, deren ursächlicher Zusammenhang auch mit den genannten Hormonen erörtert werden muß.

NÖDL (Göttingen): Wir können die rasche Wirkung der kombinierten INH-Cortison (Decortin)-Behandlung des Miliarlupoid-BOECK bestätigen.

Decortin scheint eine Anlaufzeit zu benötigen, da sich nach 50 mg Decortin, welches wegen eines akuten Ekzems gegeben wurde, eine großflächige Urticaria ungeklärter Genese entwickelte.

JORDAN (Münster): Eine Stellungnahme zu den beiden Vorträgen, die man nur bewundern kann, erscheint insofern schwierig, als nicht so wenige der mitgeteilten unbezweifelbaren Beobachtungen, für sich zur Diskussion gestellt, in diesem Kreise wohl nicht immer gleich gedeutet werden würden; das Fundamentale der zur Beratung stehenden Probleme zwingt andererseits zum Bekennen des eigenen Standpunkts: Die Problematik der beiden Vorträge entspringt auch nach eigener Meinung teilweise dem nicht ausreichend beachteten Grundsatz mit möglichst wenigen, möglichst indifferenten Arzneimitteln auszukommen.

Schlußwort KIMMIG (Hamburg): Die Anregung von Prof. KEINING, daß seine gemeinsam mit HOPF durchgeführten Mineralstoffwechseluntersuchungen bereits die mineralo-corticoide Wirkung der Nebennierenrindenhormone vorwegnehmen, ist insoweit richtig, als dem Mineralhaushalt bei den endogenen Ekzematikern sicher eine beachtenswerte Bedeutung zukommt. Obwohl das Decortin nicht natriumretinierend wirkt, darf man die Gesamtwirkung der Nebennierenrindenhormone — das gilt für Cortison, Hydrocortison und Decortin — nicht unter einem einzigen Blickwinkel sehen, da ja diesen Verbindungen Eigenschaften zukommen, die das mesenchymale Gewebe, die den Kohlenhydrat- und Stoffwechsel beeinflussen und die darüber hinaus regulierend in den Mineralstoffwechsel eingreifen. Es sind zweifellos die physiologischen und biochemischen Eigenschaften der Hormone noch nicht genügend bekannt, um bereits alle in der Klinik beobachteten Wirkungen eindeutig klären zu können.

Der Einwand von Prof. STÜHMER, den Begriff Sicherheitskur auszumerzen, besteht zweifellos zu Recht, da es sich hier nicht um eine Sicherheitskur, sondern um eine zur Ausheilung notwendige Kur handelt. — Bezüglich des Neoulirons bin ich jedoch anderer Meinung. Man sollte dieses Präparat auch bei kleinster Dosierung nicht mehr zur Anwendung bringen, da ja für alle in Frage kommenden Indikationen bessere Präparate zur Verfügung stehen.

Die schlagartige Wirkung des Decortins bei der Dyshidrosis haben wir ebenfalls beobachtet, möchten aber doch glauben, daß es sich hier um eine histiotrop-symptomatische und nicht um eine eigentlich ätiologische Wirkung handelt.

Dem Nystatin kommt keine Wirkung bei den verschiedenen Formen der Blastomykose zu. Die Wirkung von Pluriseptal als einer Wirkung von Sulfadiazin und Sulfamethyldiazin, die von Ihnen beobachtet wurde, konnte auch bakteriologisch gesichert werden.

Die Nebenerscheinungen des ACTH und Cortisons konnten aus Zeitmangel nicht mehr ausführlich diskutiert werden. Die von Ihnen beschriebene Beobachtung einer Hämophilie unter Cortison haben wir jedoch nicht beobachtet.

Aus dem Krankenhaus „Haus Hornheide" des Westfälischen Vereins
für Krebs- und Lupusbekämpfung e. V., Handorf i.W.
(Ärztlicher Direktor: Prof. Dr. P. Jordan)

Heutiger Stand der Behandlung der Hauttuberkulose

Von

F. Ehring

Das Mittel der Wahl zur Behandlung der Hauttuberkulose ist heute das Isonicotinsäurehydrazid, das INH. Es hat sich, nachdem es Grütz 1952 in die Dermatologie einführte, so durchgesetzt, daß man z. B. selbst Vitamin D und Streptomycin nur noch in Sonderfällen anwendet. Zahlreiche, fast ausnahmslos günstige Erfahrungsberichte liegen bereits vor. Wir selbst haben das Medikament während der vergangenen Jahre bei rund 1200 Hauttuberkulosekranken verwandt und ebenfalls durchweg gute Erfolge gesehen.

Das INH zeigt seine Wirksamkeit vor allem beim *Lupus vulgaris*. Klinische INH-Resistenz kommt hier zwar vor. Braun-Falco, Marchionini und Zeller haben sie beschrieben, auch wir haben unter unseren 700 mit INH behandelten Lupuskranken einige derartige Fälle. Aber sie ist selten. Man soll sie erst annehmen, wenn man nochmals die Diagnose überprüft hat und andererseits sicher ist, daß der Kranke das Medikament regelmäßig genommen hat. Manche Empfänger wirtschaftlicher Tuberkulosehilfe zum Beispiel lassen sich zwar die Tabletten verschreiben, damit man ihnen keinen Vorwurf machen kann. Sie nehmen sie aber nicht wie vorgeschrieben ein, um nicht die Krankheit und damit oft nicht unbeträchtliche Einkünfte zu verlieren. Die Tuberkulosehilfe war früher bei der Lupusbehandlung eine wertvolle Hilfe, heute kann sie auch eine Komplikation sein.

Die schon an sich gute Verträglichkeit des INH hat sich seit der Zeit praktisch noch verbessert, seitdem man erkannt hat (Brett und Braun-Falco), daß die anfangs empfohlenen Dosen von 5—15 mg pro kg Körpergewicht etwas hoch lagen. Man kommt im allgemeinen mit 4—8 mg pro Tag aus. Unter dieser Dosierung sind die klassischen Nebenwirkungen des INH, die Paraesthesien, Psychosen und der mit starker Gewichtszunahme verbundene Heißhunger selten geworden. Häufiger beobachtet man noch Magen-Darm-Beschwerden vegetativer Art, welche aber oft schon zu beheben sind, wenn man mit etwas Psychotherapie das Handelspräparat wechselt, zum Beispiel statt Neoteben Rimifon oder Ertuban verordnet. *Nicht selten setzt INH die Alkoholtoleranz herab* und kann dann schon nach kleinen, normalerweise gut verträglichen Alkoholdosen einen Rausch bewirken. Man muß den Kranken vor der Behandlung darauf hinweisen, daß ihn dies im Beruf (z. B. als Dachdecker oder Bergmann) oder im Straßenverkehr in Gefahr bringen kann, will man nicht unter Umständen bei Unfällen regreßpflichtig werden (Ehring).

Die Tagesdosis von 4—8 mg pro kg erhält der Kranke kontinuierlich bis zur Heilung. Zunehmende Erregerresistenz ist dabei bisher — jedenfalls beim Lupus! — bakteriologisch nicht festgestellt worden. Weder fanden wir sie bei den eigenen Kranken[1], noch ist in der Literatur hierüber berichtet. Von bakteriologisch resistenten Stämmen hervorgerufene Lupusherde können klinisch gut auf INH ansprechen, wie Marchionini, Spier und Röckl feststellten, wenn dies nach Kimmig und Schulz auch nicht immer der Fall ist. Anders ist dies bei aktiven *Lungenund Nierentuberkulosen*. Sind sie gleichzeitig mit einem Lupus vorhanden, so muß die Behandlung mit den zuständigen Fachkollegen abgesprochen werden. Denn diese Krankheitsformen *können gegen INH resistent werden*. Sie können einen ungünstigen Verlauf nehmen, wenn der Kranke nur INH erhält und wenn dazu in dieser Zeit erforderliche operative Maßnahmen versäumt werden.

Ist es gelungen, den Lupusherd zur Abheilung zu bringen, dann droht noch das Rezidiv. Dies gilt auch für das INH. Braun-Falco beobachtete Rückfälle schon im ersten Jahr bei 23% seiner Kranken. Diese Rückfälle werden in der Regel nicht durch neue hämatogene Schübe hervorgerufen, sie gehen vielmehr nach Kalkoff von mikroskopisch kleinen, klinisch nicht mehr nachweisbaren, im Krankheitsherd ruhenden Restinfiltraten aus. Der Kranke ist also noch nicht in dem Moment gesund, in dem der Lupusherd unter konservativer Behandlung klinisch abgeheilt ist. Man muß ihn noch eine Zeitlang weiterbehandeln. Strittig ist, wie lange und mit welcher Dosis diese Nachbehandlung durchzuführen ist.

Manche Autoren beenden die Therapie, wenn sich auch bei histologischer Kontrolle kein lupöses Gewebe mehr nachweisen läßt. Histologisch kann man aber nur die Probeexcision selbst beurteilen, es bleibt ungewiß, ob nicht an anderen Stellen im Krankheitsherd noch Infiltrate zu finden wären. Ganz abgesehen davon, läßt sich der Kranke nicht gern gegen Ende der Behandlung noch eine oder gar mehrere Probeexcisionen machen. In anderen Hautkliniken erhält jeder Lupuskranke die gleiche Gesamtdosis eines Tuberkulostatikums, die so festgelegt wurde, daß sie im Durchschnitt erst einige Wochen nach der klinischen Heilung verbraucht ist. Auch diese Methode befriedigt nicht, es erhält so der gut ansprechende Fall leicht zu viel, der weniger rasch heilende zu wenig an Medikamenten.

In Hornheide hat sich die Methode von Kalkoff bewährt, jeden Kranken zunächst solange zu behandeln, bis sein Lupus erscheinungsfrei ist und dann ohne Pause eine in Dosis und Dauer erprobte Nachbehandlung anzuschließen. Gibt man Vitamin D, so muß die Nachbehandlung

---

[1] Frl. Doz. Dr. G. Meissner, Borstel, danken wir für die Untersuchungen.

beim Erwachsenen mit einer Gesamtdosis von wenigstens 800 mg durchgeführt werden. Dies zeigte sich bei 175 erwachsenen Kranken, die von uns mit diesem Medikament behandelt und langfristig nachuntersucht worden waren. (In dieser Zahl sind nicht von vornherein therapieresistente Fälle oder solche enthalten, welche das Medikament nicht pausenlos genommen haben.) 71 dieser Kranken hatten ein Rezidiv bekommen, 104 ware rezidivfrei geblieben. Die Zahl der Rezidive war nun, wie an anderer Stelle ausführlich geschildert werden wird, abhängig von der Gesamtdosis Vitamin D, die der Kranke nach Abheilen seiner Lupusherde noch erhalten hatte. Betrug diese Dosis 80 cm³ und mehr, so waren keine Rezidive aufgetreten. Gleichgültig war es dabei, ob diese Menge in Wochendosen von 10 oder 20 mg verabfolgt wurde.

Es ist anzunehmen, daß auch beim INH mit einer ausreichenden Nachbehandlung Rezidive verhütet werden können. Auf Grund unserer bisherigen Erfahrungen glauben wir, mit 70 g auf ein halbes Jahr verteilt, beim Erwachsenen auszukommen. BRAUN-FALCO schlägt vor, daß man noch 4—5 Monate nachbehandeln soll. Auch MARCHIONINI und KIMMIG geben hierfür mehrere Monate an. Endgültig läßt sich die hierfür notwendige Dosis noch nicht angeben, da noch kein mit INH geheilter Kranker ausreichend lange, d.h. 5 Jahre nachbeobachtet wurde.

Wer Lupuskranke behandelt, hat nicht nur mit der Tuberkulose, sondern nicht selten auch mit den Folgen der Erkrankung und mit den Folgen vielleicht früher durchgeführter Röntgenbehandlung zu tun, nämlich mit Gesichtsdefekten und Röntgenspätschäden. Röntgengeschädigte Haut sollte man frühzeitig durch gesunde ersetzen und so Krebsprophylaxe treiben. Dies geschieht, wenn kein Defekt besteht, mit einem Spalthautlappen, der fast sicher einheilt, wenn er mit Hilfe eines „Dermatoms" (z. B. das von SCHUCHART konstruierte Modell) gewonnen wurde. Nasen- und Ohrdefekte lassen sich, falls sie nicht plastisch behoben werden können, durch Epithesen decken. Für die starre Kunstnase hat das Paladon das Hominit und Silber verdrängt. Die Masse ist hygienisch und so zu verarbeiten, daß selbst der Übergang zur Haut unauffällig gestaltet werden kann. Für kleinere Teildefekte empfiehlt sich die elastische Gelatine. Künstliche Ohrmuscheln, die immer elastisch sein müssen, stellen wir heute aus dem amerikanischen Flexiderm her. Es hat gegenüber dem früher verwandten Polyvinylchlorid den Vorzug, nicht zu schrumpfen und die Farbe lange unverändert zu halten.

Inwieweit sich die Therapie des Lupus in der Praxis durchführen läßt und inwieweit sie Aufgabe einer Fachklinik ist, hängt von der Erfahrung ab, die der einzelne Arzt besitzt. Am besten wird die zu Beginn der Behandlung notwenige gründliche Untersuchung des ganzen Kranken klinisch durchgeführt und dabei auch die INH-Therapie eingeleitet. Dann kann man ambulant weiterbehandeln, es sei denn, es liegen Komplikationen vor. Hierzu zählen Therapieresistenz, behandlungsbedürftige Tuberkulosen anderer Organe, schwere Leber- und Nierenkrankheiten, Nerven- und Geisteskrankheiten (Epilepsie!), die besondere Vorsicht oder besondere Maßnahmen erfordern. In vielen dieser Fälle kommt man auch heute noch nicht ohne die Finsen- und Kromayerlampe aus.

Bei den *anderen Hauttuberkuloseformen* genügt es in der Regel nicht, wie beim Lupus nur INH zu verordnen, man muß oft Streptomycin und Vitamin D, roborierende Kost, UV-Bestrahlungen und Solbäder hinzufügen.

Beim *Erythema induratum Bazin* haben darüber hinaus nach wie vor durchblutungsfördernde Maßnahmen besondere Bedeutung. Rezidive lassen sich oft vermeiden, wenn es gelingt, auch über die Behandlung hinaus eine gute Durchblutung der Beine zu erhalten. Dies sollte man durch orthopädische Maßnahmen zu erreichen suchen. Hierzu gehören erstens gut sitzende Einlagen für die immer vorhandenen Senk-Spreiz-Füße, zweitens eine entsprechende über Jahre durchzuführende Fußgymnastik.

Beim *Scrophuloderm* kann noch so intensive konservative Behandlung nicht erreichen, daß sich die im Zentrum jedes erkrankten Lymphknotens liegende Nekrose resorbiert. Sie kapselt sich nur ein und kann jederzeit zum Ausgangspunkt eines Rezidivs werden. Rückfälle treten besonders gern auf, wenn der Körper — z. B. durch Schwangerschaft oder Strapazen — stark belastet wird. Sie werden selten, wenn man die Lymphknoten im Rahmen tuberkulostatischer Behandlung operativ entfernt. Im Gegensatz zu manchmal geäußerten Ansichten soll man auch beim Vorliegen von Fisteln und selbst dann operieren, wenn die Wunde nicht primär geschlossen werden kann. Bei der Operation muß einerseits möglichst alles tuberkulöse Gewebe einschließlich vorhandener Fisteln und Fistelnarben beseitigt werden, letzteres zur Lupusprophylaxe. Denn jeder 3. unserer Lupuskranken hat nach Moncorps sein Leiden auf dem Boden einer Tuberculosis cutis colliquativa erworben. Andererseits soll man bei der Operation eine kosmetisch schöne Narbe zu erhalten suchen. Bei Prozessen, die noch nicht die Haut ergriffen haben, gelingt dies durch einen den Hautfalten angepaßten Schnitt und durch feine Naht. In geeigneten Fällen kommt man sogar ohne Oberhautnaht nur mit subcutanen Nähten aus. Wo die Operationswunde nicht ganz ohne Spannung primär geschlossen werden kann, sollte sie per secundam heilen. Die Operation ermöglicht außerdem, die Diagnose gegen die zahlreichen einer Lymphknotentuberkulose ähnlichen Erkrankungen anderer Art (Jordan und Ehring) histologisch zu sichern.

Sehr therapieresistent erweist sich oft das *papulo-nekrotische Tuberkulid*. Manchmal bilden sich selbst unter intensiver Behandlung neue Herde. Es bleibt dem Kranken der Trost, daß diese Tuberkuloseform an der Haut meist harmlos verläuft, eines Tages oft von selbst verschwindet und außerdem eine gute Immunitätslage anzeigen soll.

Welche Aufgaben hat heute noch der Beauftragte für Hauttuberkulose wie er von Stühmer 1927 geschaffen wurde? Seine Sorge muß es weiterhin sein, den Kranken frühzeitig zu erfassen — es gibt auch heute noch unerkannte schwere Fälle — und rasch fachärztlicher Behandlung zuzuführen. Den Facharzt hat er zu beraten, damit Fortschritte in der Therapie nicht erst lange in den Kliniken verbleiben, sondern bald allen Hauttuberkulösen zugute kommen. Erfreulich ist aber, daß die Zahl der zu betreuenden Kranken in den letzten Jahren merklich nachgelassen hat und gewiß wohl weiter abnehmen wird.

Literatur

Braun-Falco, O.: Dermat. Wschr. **130**, 1 (1954).
Brett, R., u. O. Braun-Falco: Dermat. Wschr. **127**, 1 (1953).
Ehring, F.: Med. Klin. **1955**, 979; Tagg. Rhein.-Westf. Dermat. Ges. 1952; ref. Dermat. Wschr. **127**, 180 (1953).
Jordan, P., u. F. Ehring: Pathologie der hautnahen Lymphknoten. Vortrag Frühjahrstagung der Hamburger Dermatologen, 30. 4./1. 5. 1955.
Kalkoff, K. W.: Die Tuberkulose der Haut. Stuttgart: Georg Thieme 1950.
Kimmig, J., u. K. H. Schulz: Münch. med. Wschr. **1955**, 1557.
Marchionini, A., H. W. Spier u. H. Röckl: Hautarzt **4**, 497 (1953).
Moncorps, C.: Dermat. Wschr. **119**, 552 (1947).
Stühmer, A.: Strahlenther. **35**, 193 (1930).
Zeller, F.: Z. Hautkrkh. **14**, 150 (1953); pers. Mitteilung.

Aus dem Albert-Jesionek-Krankenhaus der LVA Hessen, Gießen

Beitrag zur Pathogenese der Halslymphdrüsentuberkulose unter besonderer Berücksichtigung eigener Typenbestimmungen

Von

F. Zeller

Die Halslymphdrüsentuberkulose nimmt sowohl im allgemeinen medizinischen Schrifttum wie auch in der speziellen Tuberkuloseliteratur eine Sonderstellung ein. Calvé, einer der bekanntesten französischen Tuberkulosekliniker, bezeichnet dieses Erkrankungsgebiet als das „Aschenbrödel" der Tuberkulose und als die nicht standesgemäße, arme Verwandte, die keinen festen Platz in der Krankheitslehre hat.

Im dermatologischen Schrifttum wird auf das Krankheitsbild nur insoweit eingegangen, als Zusammenhänge mit der Skrophulose bzw. der Tuberculosis cutis colliquativa bestehen. Über die Pathogenese der Halslymphdrüsentuberkulose selbst ist dagegen kaum etwas zu finden. Lediglich Kalkoff und Wesener haben in der letzten Zeit zu diesen Fragen Stellung genommen. Da die Kenntnis der Entstehung der Halslymphdrüsentuberkulose auch für das Verständnis des gerade nach hautnaher Drüsentuberkulose relativ häufig auftretenden Lupus vulgaris von großer Bedeutung ist, darf wohl von dermatologischer Seite ein größeres Interesse für diese Frage, die noch sehr umstritten ist, erwartet werden.

Grundsätzlich gibt es für die Entstehung der Halslymphdrüsentuberkulose folgende Möglichkeiten:

1. Die tuberkulöse Halslymphdrüse ist Bestandteil eines tuberkulösen Primärkomplexes.

2. Es liegt eine postprimäre bzw. sekundäre Tuberkulose vor.

Bei der letzten kann es sich um

a) eine direkte hämatogene Infektion der Lymphdrüsen,

b) eine hämatogen gesetzte Infektion in der Mundhöhle mit sekundärer Beteiligung der Lymphdrüsen handeln.

Für die Beantwortung dieser Fragen wären in erster Linie die Ergebnisse pathologisch-anatomischer Untersuchungen wichtig. Infolge der Gutartigkeit des Prozesses stehen sie uns nicht zur Verfügung.

Wir müssen also auf Untersuchungen anderer Art zurückgreifen. Da es sich dabei um indirekte Beweismittel handelt, ist es notwendig, möglichst alle in Frage kommenden Gesichtspunkte heranzuziehen.

Eine der wichtigsten allgemeinen Voraussetzungen für unsere Fragestellung liefern uns zunächst die Ergebnisse der anatomischen Erforschung der Halslymphknoten. Ihre Einteilung erfolgt nach Most im allgemeinen in oberflächliche und tiefe Gruppen. Bei den oberflächlichen unterscheidet man:

1. submentale zur Aufnahme der Lymphe der Unterkieferschleimhaut und der Zungenspitze,

2. die submaxillären für die Lymphe aus Gesicht, Zahnfleisch des Unterkiefers, Zunge und Mundboden,

3. infraauriculäre für die lymphableitenden Bahnen des Ohres.

Bei den tiefen Halslymphknoten, die hier besonders von Interesse sind, unterscheidet man

1. die wichtigen oberen im Bereich des Unterkieferwinkels für die Lymphe aus Zunge, Rachen und Kehlkopf,

2. die laterale Gruppe hinter dem Musc. sternocl. und

3. die untere Gruppe, auch Lymphoglandulae supraclaviculares genannt.

Die letzteren stehen mit den Kieferwinkeldrüsen in Verbindung und haben auch gelegentliche Verbindungsbahnen mit den paratrachealen und tracheobronchialen Drüsen.

Mit dieser Feststellung ist zum Ausdruck gebracht, daß die Oberschlüsselbeindrüsen auch von einem intrathorakalen Herd gespeist werden können. Immer stellen jedoch diese Lymphknoten den Endpunkt einer Drüsengruppe dar, sei es den kranialen der mediastinalen, sei es den caudalen der Halslymphknotenketten.

Eine zweite Voraussetzung bei der Diskussion der Pathogenese der Halslymphdrüsentuberkulose sind die allgemeinen Forschungsergebnisse auf dem Gebiet der Tuberkulose, von denen die bedeutendste für unsere eigene Fragestellung die Lehre vom Primärkomplex ist.

Daß gesetzmäßige Beziehungen zwischen Affektionen der Lunge, einschließlich der Tuberkulose, und den regionären Lymphdrüsen bestehen, hat als erster 1876 Parrot (und sein Schüler Hervouet) nachgewiesen. Nach ihnen gibt es beim Kind keine Lungenaffektion, die sich nicht in gleicher Weise in den regionären Lymphdrüsen geltend machen würde und umgekehrt keine Veränderung der tracheobronchialen Drüsen ohne analoge in den Lungen.

Dieses sog. Parrotsche Gesetz vom primären Lungenaffekt und der ihm zugeordneten Lymphdrüsenbeteiligung wurde später von zahlreichen Forschern, so 1898 von G. Küss und 1912 von H. Albrecht und W. Ghon bestätigt.

1904 ging Cornet einen Schritt weiter, indem er neben den Lungen auch die anderen Eintrittspforten der Tuberkelbacillen in den Kreis seiner Beobachtungen zog. Seine Untersuchungen bei der experimentellen Meerschweinchentuberkulose führten ihn zu dem von ihm ebenfalls in die Form eines Gesetzes gekleideten Ergebnis, daß gleichzeitig oder annähernd gleichzeitig mit dem Primäreffekt am Ort der Infektion tuberkulöse Veränderungen in den in die Abflußbahn der Lymphe eingeschalteten Drüsen auftreten.

1905 traf BAUMGARTEN in Gemeinschaft mit TANGL auf Grund von Tierexperimenten eine Modifikation des CORNETschen Lokalisationsgesetzes dahin, daß „die Tuberkelbacillen mit dem Erfolg der Tuberkelerzeugung nirgends in den Körper eindringen können, ohne an der Eintrittspforte tuberkulöse Veränderungen zu machen". 1907 wies schließlich E. ALBRECHT die gleichen gesetzmäßigen Beziehungen zwischen Organ und Drüsenherd wie beim Kind auch beim Erwachsenen nach.

All diese Forscher sind somit die geistigen Urheber von dem, was K. E. RANKE 1917 unter der Bezeichnung „Primärkomplex" auf einen gemeinsamen Nenner gebracht hat. Seine Lehre, die besagt, daß zu einem Primärherd immer eine regionäre Drüsenschwellung gehört, ist (nach BEITZKE) anatomische Wirklichkeit. Allgemein wird das Gesetz allerdings nur für die Verhältnisse der aerogenen tuberkulösen Infektion anerkannt. Handelt es sich um extrapulmonale enterale Erstinfektionen, so hat eine Reihe von Autoren u. a. BLUMENFELD, BEITZKE, HEDRÉN gezeigt, daß Tuberkelbacillen auch die unverletzte Schleimhaut passieren können, ohne einen Primäreffekt hervorzurufen. Diese Ansichten werden auch im neueren Schrifttum von RUEDI, KASTERT, KOCH, SIMON, BRÜGGER ROTHMUND und aus unserem Fachgebiet von WESENER und GOTTRON vertreten, obwohl beim bekannten Lübecker Unglück, bei dem im Rahmen einer BCG-Impfung 1931 statt der abgeschwächten BCG-Keime hochvirulente Tuberkelbakterien peroral verabreicht wurden, festgestellt werden konnte, daß sich das Eindringen des Virus in den Körper grundsätzlich immer unter Ausprägung eines anatomischen Primärherdes vollzog (SCHUERMANN).

Daß es einen echten Primärkomplex, also primäre Herdsetzung im Quellgebiet der Halslymphknotentuberkulose, insbesondere in den hier am meisten interessierenden Tonsillen, mit regionärer Drüsenschwellung gibt, haben Einzelbeobachtungen verschiedener Autoren, wie z. B. GHON, SCHREIBER, LUBARSCH, J. OTTO, RUF, RIEGE, ORTH, KRÜCKMANN, FRIEDEMANN, BEITZKE, ALBRECHT, ISPEN, V. HAUSMANN, ITO, CHAUCELLOR, P. FISCHER, WESSELY, DRÖSLER und HÜBSCHMANN gezeigt.

Klinisch ist im allgemeinen bei Halslymphknotentuberkulose ein Primärherd nur sehr selten nachzuweisen.

So fand BRÜGGER unter 72 Kindern mit erweichten und fistelnden tuberkulösen Halslymphomen nur einmal mit Sicherheit einen tuberkulösen Erstherd im Quellgebiet. Nach W. MÜLLER ließen sich bei 600 Kindern mit Halslymphknotentuberkulose nur zweimal klinisch ein Ulcus in den Tonsillen feststellen. KINDLER konnte bei 800 Patienten, die aus verschiedenen Gründen zur Tonsillektomie kamen, nur einmal mit großer Wahrscheinlichkeit vor der Operation die Diagnose „Tonsillentuberkulose" stellen.

Bei mehr als 500 eigenen Patienten wurden nur bei 4 als Primärherd anzusprechende Schleimhautveränderungen im Quellgebiet der Halslymphknoten beobachtet. Als wichtiger Beweis für die primäre Entstehung der Halslymphknotentuberkulose wird ferner die Häufigkeit der latenten Tonsillentuberkulose bei Halslymphknotentuberkulose angeführt, die im Durchschnitt 38% bis 60% betragen soll.

Diese histologischen Tonsillenbefunde verlieren jedoch ihren Wert als Argument für die Deutung der Halslymphknotentuberkulose als Primärkomplex dadurch, daß sie allein eine Differenzierung in primäre oder sekundäre Formen nicht zulassen. So fanden sich z. B. bei STIEFEL in fast allen von insgesamt 253 Fällen von Tonsillentuberkulose mehrere, oft zu Konglomeraten zusammengeschlossene Tuberkel teils in der Tiefe, teils direkt unter dem Epithel. Nur in gewissen Fällen, und zwar bei beginnender Erkrankung (ZÖLLNER) kann aus der Lage der einzelnen Tuberkel im Gewebe eine Entscheidung über die Entstehung gefällt werden.

Andererseits liegen sichere Beweise vor, daß auch die latente Tuberkulose der Mandeln im Kindesalter häufig auf hämatogenem Wege entsteht. KRAUSPE und OTTO haben den Beweis dadurch erbracht, daß sie an kindlichen Leichen nicht nur die Mandeln, sondern auch die Knochen der Schädelbasis untersuchten.

Durch die Feststellung miliarer Tuberkel auch im Knochenmark wurde mit Sicherheit eine hämatogene Entstehung der Mandeltuberkulose in der Mehrzahl der Fälle erwiesen.

Schließlich spricht nach Auffassung einer Reihe von Autoren (ZÖLLNER, SCHLITTLER, OPPIKOFER, STIEFEL, VETTER) die günstige Beeinflussung der Halslymphknotentuberkulose durch die Tonsillektomie für die primäre tonsillogene Halslymphknotentuberkulose. Andere Autoren, wie KAISER, JAKOB, WISSLER, JATHO sahen keine Unterschiede zwischen Tonsillektomierten und nicht Tonsillektomierten.

Von unseren eigenen Patienten konnte bei 92 unter insgesamt 517 Kranken die Tonsillektomie weder eine spätere Lymphdrüsentuberkulose verhindern, noch eine bestehende Drüsentuberkulose zur Abheilung bringen.

Neben diesen Untersuchungen über den Primärherd, die allein keine eindeutige Stellungnahme zur Streitfrage erlauben, muß versucht werden, aus den Erscheinungen am zweiten wesentlichen Bestandteil des Primärkomplexes, den Lymphdrüsen selbst, Anhaltspunkte für die Entstehungsweise der Halslymphknotentuberkulose zu finden. Ausgehend von RANKEs Lehre, nach der gewöhnlich neben einem Primärkomplex andere tuberkulöse Lymphdrüsenschwellungen fehlen oder deutlich geringergradig krank sind, und postprimäre Lymphome im Rahmen einer Streuung vielfach multipel auftreten, soll nach W. MÜLLER die isolierte Tuberkulose einer Lymphdrüse oder einer Lymphdrüsengruppe das Vorliegen eines Primärkomplexes bedeuten, solange nicht das Gegenteil nachgewiesen werden kann. Demgegenüber verfügen wir über eine Reihe von Fällen mit isoliertem Sitz der Lymphome am Unterkieferwinkel, bei denen schon der Nachweis von Kalkherden in den Lungen eine primäre

Entstehung der Halslymphdrüsentuberkulose unwahrscheinlich erscheinen läßt. Wenn darüber hinaus bei 50 eigenen Patienten mit isolierten Lymphdrüsengruppen am Unterkieferwinkel, Unterkieferkörper, submental oder hinter dem Musc. sternocl. der Typus humanus in 26 = 52% der Fälle gefunden wurde, so ist offensichtlich, daß zuweitgehende Schlußfolgerungen aus dem Sitz der Lymphome auf die Pathogenese nicht gezogen werden dürfen.

Andererseits fanden wir, daß unter den Halslymphdrüsentuberkulosen, bei denen der Typus humanus nachgewiesen wurde, in 63,9% der Fälle auch die Lymphome in den Oberschlüsselbeingruben, in den Axillen bzw. auf der entgegengesetzten Halsseite miterkrankt waren.

Bei den Fällen mit beidseitiger Halslymphknotentuberkulose war der Typus humanus in 88,5% nachzuweisen.

Diese Ergebnisse lassen annehmen, daß bei Lokalisation des Prozesses in den Oberschlüsselbeingruben und Axillen bzw. Erkrankung beider Halsseiten die Halslymphknotentuberkulose entweder hämatogen im Rahmen einer Streuung bzw. lymphogen von den Brustorganen ausgehend in der Mehrzahl der Fälle entstanden sein dürfte. Weiter werden wir den Nachweis pulmonaler Veränderungen in den Kreis unserer Betrachtungen zu ziehen haben, da das Vorhandensein eines Primärkomplexes oder anderer spezifischer Veränderungen in den Lungen die primäre Form der Halslymphknotentuberkulose sehr unwahrscheinlich machen würde.

In einer Literaturzusammenstellung haben wir den Durchschnitt der Ergebnisse solcher Lungenuntersuchungen errechnet und gefunden, daß spezifische Lymphdrüsenveränderungen bei Halslymphknotentuberkulose bei Kindern und Jugendlichen in 18,4%, bei Erwachsenen in etwa 60% nachgewiesen werden können. Wir selbst können diese erheblichen Unterschiede zwischen Erwachsenen und Kindern nicht bestätigen. Dagegen läßt sich eine deutliche Übereinstimmung der Typus humanus-Befunde in den Halslymphknoten mit dem relativ häufigen Nachweis spezifischer pulmonaler Veränderungen einerseits, der Typus bovinus-Befunde mit dem relativ seltenen Nachweis spezifischer Lungenveränderungen andererseits erkennen. Unseres Erachtens dürfte somit bei der Heranziehung der Röntgenuntersuchungsergebnisse für die Entscheidung über die Entstehungsweise der Halslymphknotentuberkulose eine gewisse Zurückhaltung berechtigt sein.

Nach allgemeiner Ansicht ist die Typenbestimmung der aus den Lymphomen gezüchteten Tuberkelbacillen auf Grund der damit wahrscheinlich gemachten primären bzw. sekundären Übertragungsweise am ehesten geeignet, eine Entscheidung in der Frage der Entstehungsweise der Halslymphknotentuberkulose zu bringen. Allerdings muß darauf hingewiesen werden, daß in seltenen Fällen auch Fütterungstuberkulosen durch humane Keime hervorgerufen werden können. Tab. 1 zeigt, daß auch bei der Lungentuberkulose in etwa 4,21% der Fälle der bovine Typus festgestellt wurde. Viel häufiger, nämlich in 40,3%, ist nach der gleichen Zusammenstellung der wichtigsten Ergebnisse von Typenbestimmungen die Hals- und Achsellymphknotentuberkulose auf eine bovine Infektion

Tabelle 1. *Typus Bovinus als Ursache der Hals- und Achsellymphdrüsentuberkulose*

Untersucher	Gebietsteil	Jahr	Zahl der Beobachtungen	Davon Typus bovinus	
				insgesamt	in %
Mitchell	England	1913	72	65	90,0
Griffith, A. St. . .	England	1927	128	61	47,5
Park	England	1927	91	27	29,7
Griffith, A. St. . .	England	1929	116	53	45,7
Smith, Brown, Lewis u. Ravanel . . .	England	1932	12	10	83,0
Griffith, A. St. . .	Schottland	1929	17	12	70,6
Blacklock	Glasgow	1932	7	2	28,6
Blacklock	Glasgow	1932	21	16	76,2
Griffith, A. St. u. Munro	Glasgow	1932	144	106	73,6
Reilly, L. V. . . .	Nordirland	1950	64	4	6,25
Jensen, K. A. . . .	Dänemark	1932	54	31	57,4
Jensen, K. A. . . .	Dänemark	1932	150	75	50,0
	Städte in Jütland	1942	64	30	46,9
	Ländl. Bez. in Jütland	1942	125	70	56,0
Madson, Th., Joh. Holm u. K. A. Jensen	Städte auf d. Inseln ohne Bornholm	1942	5	1	20,0
	Ländl. Bez. a. d. Inseln ohne Bornholm	1942	44	19	43,2
	Bornholm	1942	2	0	0
	Kopenhagen	1942	161	21	13,0
Klimmer, M.. . . .	Deutschland	1925	499	180	36,0
Möllers, B.	Deutschland	1927	300	121	40,3
Lange, Br.	Deutschland	1932	94	21	22,3
Lange, Br.	Deutschland	1940	13	5	38,5
Mündel, O., N. Strempel u. Huber	Schweiz	1935	8	3	37,5
Baumann	Schweiz	1937	159	54	34,0
Wissler	Schweiz	1954	40	33	82,2
Saenz.	Frankreich	1939	8	1	12,5
Verschiedene Unters. nach Moellers . .	verschied. Gebiete der Erde bis	1913	228	56	24,6

Zusammenfassung der Ergebnisse aller Untersucher:

Untersucher	Gebietsteil	Jahr	Zahl der Beobachtungen	Davon Typus bovinus insgesamt	in %
Goerttler . . .	Hals- u. Achseldr.-Tbc.	1954	2648	1066	40,3
Goerttler	Lungentbc.	1954	44990	1893	4,21
Albert-Jesionek- Krankenhaus Gießen	Halsdrüsentbc.	1954	100	28	28,0

zurückzuführen. Daß bei den einzelnen Autoren erhebliche Unterschiede bestehen, beruht darauf, daß die Untersuchungen in Gebieten mit verschieden hohem Rindertuberkulosestand und an oft sehrverschiedenen Personenkreisen aus Land und Stadt vorgenommen wurden, daß die Gewohnheit, rohe Milch zu trinken, die ja die Hauptquelle der bovinen Infektion darstellt, sehr verschieden stark verbreitet ist, und daß schließlich erhebliche Differenzen in dem methodischen Aufwand bestehen. Die von uns veranlaßten Typenbestimmungen bei Halslymphknotentuberkulose, die vom Tuberkuloseforschungsinstitut Borstel[1] durchgeführt wurden, ergaben in 28% Typus bovinus. Setzt man die Ergebnisse nun in Beziehung zu verschiedenen Altersgruppen, so sehen wir, daß die Typus-bovinus-Befunde in der Literatur bei den über 15 Jahre alten Patienten mit durchschnittlich 20,6% wesentlich seltener sind als bei Patienten unter 15 Jahren, wo sie im Alter von 5—15 Jahren 48,2% und im Alter von 0—5 Jahren 52,4% ausmachen (Tab. 2).

Noch höher liegen die Ergebnisse aus deutschen Kinderheilstätten in Wangen und auf Norderney mit 59,7% und 66,36% und aus dem Hygienischen Institut München aus dem Jahr 1955 mit 75%.

Unsere eigenen Untersuchungen erbrachten im Alter von 5—15 Jahren einen Bovinusnachweis in 44%, im Alter von 0—5 Jahren in 66,6% und im Alter von 0—10 Jahren in 70%.

Aus diesen Ergebnissen läßt sich zusammenfassend feststellen:

Es gibt primäre und sekundär-hämatogene Formen der Halslymphknotentuberkulose in der Jugend und bei Erwachsenen. Je jünger die Erkrankten sind, desto häufiger ist der Typus bovinus zu erwarten und damit eine enterogene-primäre Entstehung der Halslymphknotentuberkulose anzunehmen.

Dabei ist zu berücksichtigen, daß infolge der rascheren und vollständigeren Erfassung der Streuquellen in den letzten Jahren das Infektionsalter für die Tuberkulose mehr und mehr in das Erwachsenenalter verschoben und damit die Zahl der Späterstinfektionen erhöht wurde. Insgesamt wurde der Typus bovinus in 28% der Fälle gefunden. Natürlich ist, da die Erstansteckung ausheilen kann, auch mit der Möglichkeit einer Reinfektion zu rechnen. Für unsere Fragestellung besteht bei der Reinfektion jedoch die gleiche Situation wie beim Primäreffekt.

Ebenso ist für die Annahme einer Superinfektion, unter der eine aufgepfropfte erneute Infektion mit Tuberkelbacillen auf eine bestehende, noch nicht abgeheilte Tuberkulose verstanden wird, die Typenbestimmung von größter Bedeutung. An eine solche Entstehungsweise der Halslymphknotentuberkulose kann nach den Ergebnissen der experimentellen Versuche von DAHL, WEBER und DUSCH gedacht werden, wenn bei spezifischen pulmonalen Veränderungen in den Halslymphknoten der Typus bovinus nachgewiesen wird.

Daß schließlich Einflüsse, die die allgemeine Widerstandskraft oder natürliche Resistenz herabsetzen, eine endogene Exacerbation nach sich ziehen können, ist bekannt und besonders von KALKOFF in letzter Zeit nochmals betont worden. Sie dürften auf Grund der häufig vorkommenden unspezifischen Infektionen im Quellgebiet der Halslymphknoten die Bevorzugung der cervicalen gegenüber anderen Lymphdrüsengruppen durch die Tuberkulose, besonders beim Nachweis des Typus humanus, weitgehend erklären.

---

[1] Für die Durchführung der bakteriologischen Untersuchungen sei Herrn Professor FREERKSEN und Frau Dozent Dr. MEISSNER an dieser Stelle herzlichst gedankt.

Tabelle 2. *Ergebnisse der Typenbestimmungen nach Altersklassen*

Untersucher	Jahr	Klinische Form	Zahl der Beobachtungen	Davon Typus bovinus		0—5 (4) Jahre			5—15 (16) Jahre			15 (16) Jahre u. älter		
				insgesamt	in %	Fälle insgesamt	bov. insgesamt	Fälle in %	Fälle insgesamt	bov. insgesamt	Fälle in %	Fälle insgesamt	bov. insgesamt	Fälle in %
England: GRIFFITH, A. St. (n. GUNDEL) . .	1929	Hals- und Achseldrüsentbc.	116	53	45,7	21	18	85,7	54	26	48,1	41	9	21,9
Schottland: GRIFFITH, A. St. (n. GUNDEL)	1929	Hals- und Achseldrüsentbc.	17	12	70,6	4	3	75,0	10	7	70,0	3	2	66,6
GRIFFITH, A. St. u. W. T. MUNRO (n. GOERTTLER)	1932	Halsdrüsentbc.	144	106	73,6	53	45	84,9	71	53	74,6			
Dänemark: JENSEN, K. A. (n. GOERTTLER) .	1932	Hals- und Achseldrüsentbc.	54	31	57,4	9	7	77,8 7,8	19	16	82,4	26	8	30,7
MADSEN, TH., JOHS. HOLM u. K. A. JENSEN (n. GOERTTLER)	1942	Hals- und Achseldrüsentbc.	401	141	35,2	96	24	25,0	89	53	59,6	216	64	29,6
Deutschland: KLIMMER, M. (n. GUNDEL) . . .	1925	Hals- und Achseldrüsentbc.	491	180	36,7	189	98	49,0	169	66	39,0	112	11	10,0
Verschiedene Gebiete der Erde: MOELLERS, B. (n. B. LANGE) . .	1927	Hals- und Achseldrüsentbc.	226						159	54	34	67	2	3,0
Insgesamt						372	195	52,4	571	275	48,2	465	96	20,6

	Jahr	Diagnose												
Albert-Jesionek-Krankenhaus Gießen	1955	Halsdrüsentbc.	100	28	28	3	2	66,6	25	11	44	72	15	28,3
0—10 Jahre						10	7	70,0						
Ergebnisse aus deutschen Kinderheilstätten														
Goeters, Kinderheilst. Seehospiz Kaiserin Friedrich, Norderney	1952	Halsdrüsentbc.	191							114	= 59,7%			
Brugger, Kinderheilst. Wangen	1949	Hals- und Achseldrüsentbc.	110							73	= 66,36%			
Ergebnisse aus dem Hyg. Institut München bei Kindern unter 16 Jahren														
Lebeck u. Steinert	1955	Hals- u. generalis. Drüsentbc.	32							24	= 75%			

Literatur

BAUMGARTEN u. TANGL: Übertragung der Tuberkulose durch die Nahrung. Z. klin. Med. 1884 (ZÖLLNER).

BEITZKE: Über den Weg der Tuberkelbazillen von der Mund- und Rachenhöhle zu den Lungen. Virchows Arch. **184**, 1—56 (1906) (ZÖLLNER).

BRÜGGER: Der Typus humanus und der Typus bovinus des Tuberkelbazillus bei Mensch und Tier. Beitr. Klin. Tbk. **104**, 22 (1950).

CAMMAN: Die Bedeutung der enterogenen Tuberkuloseinfektion im Kindesalter. Med. Klin. **1942**, 29 (aus der Univ.-Kinderklinik Berlin).

DAHL: Untersuchungen über die Ausbreitung intrakutan verimpfter Tuberkelbazillen im Meerschweinchenorganismus bei Erst- und Superinfektion. Z. Tbk. **76**, 81—85 (1936).

DUSCH u. WEBER: Über stumme Superinfektion bei Tuberkulose. Z. Tbk. **78**, 336 (1937).

DRÖSLER: Über primäre Tonsillarphthise. Mschr. Kinderheilk. **43**, 240 (1929).

FISCHER: Tonsillen und Tuberkulose. Münch. med. Wschr. **1923**, 873 (ZÖLLNER).

GHON: Zur primären extrapulmonalen Infektion bei Kindertuberkulose. Zbl. Path. **33**, 409 (1922/23).

HAMPERL u. WALLIS: Über primäre Tonsillentuberkulose. Z. Ohrenheilk. **32**, 480 (1933).

HASLER: Zur Therapie der tuberkulösen Halslymphome unter besonderer Berücksichtigung des Wertes der Tonsillektomie. Schweiz. med. Wschr. **1952**, 682.

JAKOB u. WISSLER: Schweiz. med. Wschr. **1953**, 207. H. SIMON u. L. WEINGÄRTNER.

JATHO: Über Tuberkulose der Halslymphdrüsen und deren chirurgische Behandlung. HNO-Heilk. **1**, 494—500 (1949).

KAISER, E.: Die operative Behandlung der Halslymphdrüsentuberkulose. Schweiz. med. Wschr. **1953**, 207.

KALKOFF: Zur Entstehung der Halsdrüsentuberkulose. Beitr. Klin. Tbk. **101**, 22—23 (1947).

4*

Kastert: Kinderärztl. Praxis 18, 409 (1950); H. Simon u. L. Weingärtner.
Kleinschmidt: Untersuchungen der als Neugeborene tuberkul. infizierter Lübecker Kinder im Alter von 12 Jahren. Beitr. Klin. Tbk. 99, 291 (1943); Trautmann.
Krauspe: Hämatogene Tonsillentuberkulose. Verh. dtsch. path. Ges. 1931, 278.
Krückmann: Über die Beziehung der Tuberkulose der Halslymphdrüsen zu den Tonsillen. Virchows Arch. 138, 534 (1894).
Lubarsch: Zit. nach Kalkoff.
Markovicz: Tuberkulose des Pharynx nach Tonsillektomie. Zbl. Hals- usw. Heilk. 7, 400 (1924).
Most: Die Chirurgie der Lymphdrüsen. Neue dtsch. Chir. 24 (1917).
Müller, R. W.: Zur Symptomatik der tuberk. Erstinfektion bei Erwachsenen (Kinderheilstätte Wangen). Med. Klin. 1949 I, 671—672.
Oppikofer: Über die grundsätzliche chirurgische Behandlung der Halslymphdrüsentuberkulose. Schweiz. med. Wschr. 1952, 677, Nr. 26, 82.
— Zur Diagnose und Therapie der primären Mandeltuberkulose. Schweiz. med. Wschr. 1936, 1171.
Orth: Experimentelle Untersuchungen über Fütterungstuberkulose. Virchows Arch. 76, 217 (1879).
Otto: Die Beteiligung der Tonsillen bei der Tuberkulose. Beitr. Klin. Tbk. 79, 187 (1932).
Rothmund: Über die Pathogenese der Ingestionstuberkulose. Z. Tbk. 97, 3—5 (1951).
Ruedi: Schweiz. med. Wschr. 1944, 1235.
Ruf: Über die Unterschiede im pathologisch-anatomischen Bilde primärer Tonsillen- und primärer Lungeninfektion bei der Phthise des Kindes. Beitr. Klin. Tbk. 62, 286 (1926).
Scheibner: Die Auswertung des röntgenologischen Nachweises kalkdichter Schatten bei der Halslymphdrüsentuberkulose. Z. Haut- u. Geschlechtskrkh. 18, 18 (1955).
Schuermann: Ablauf und anatomische Erscheinungsformen der Tuberkulose des Menschen. Beitr. Klin. Tbk. 57, 185 (1924).
— u. Kleinschmidt: Die Säuglingstuberkulose in Lübeck. Arb. a. d. Reichsges.-Amte 1935, 69.
Simon: Die adenoiden Wucherungen des Nasenrachenraumes in ihrer Beziehung zur Tuberkulose. Beitr. Klin. Tbk. 19, 417 (1911).
Spencer-Cathemann: Verlauf und Pathogenese der Halsdrüsentuberkulose bei Kindern. Schweiz. Z. Tbk. 1944, 189 (1945).
Stiefel: Schweiz. med. Wschr. 1935, 671; H. Simon u. L. Weingärtner.
Trautmann: Über Halslymphdrüsentuberkulose in ihrer Beziehung zu den Tonsillen und zur Lunge. Münch. med. Wschr. 1913, 866.
Wegelin: Schweiz. Z. allg. Path. Festschr. Meyenburg, S. 165, 1947.
Wesener: Zur Therapie tuberkulöser Halslymphome. Dermat. Wschr. 131 (1955).
Wessely: Ein Fall von tuberkulöser Reinfektion an der Gaumentonsille. Mschr. Ohrenheilk. 58, 157 (1924).
Wissler: Tonsillektomie und tuberkulöse Halslymphome. Schweiz. med. Wschr. 1927, 1945.
Zink: Über Tuberkulose der Gaumenmandeln mit besonderer Berücksichtigung der Infektionswege (Ref. T. f. Tbc.) Acta davosiana 3, Nr. 13, 1—14 (1936).
Zoebisch: Über die Hals- und Mesenteriallymphdrüsentbc. Dtsch. Gesundheitswesen 4, 499 (1949).
Zöllner: Kritische Betrachtungen über den Zusammenhang der Halsdrüsentuberkulose usw. Hals- usw. Arzt 30, 123 (1939).

Aussprache

Röckl (München): Noch 1908 sagte Robert Koch auf dem Internationalen Tuberkulosekongreß in Washington wörtlich:

... „Die Tuberkelbacillen des bovinen Typus können dagegen beim Menschen vorkommen. Sie sind in den Cervicaldrüsen und am Verdauungstractus gefunden worden. Aber mit wenigen Ausnahmen sind diese Bacillen wenig virulent für den Menschen und bleiben lokalisiert. Die wenigen bekannt gewordenen Fälle, in denen Rindertuberkulose eine allgemeine und tödlich verlaufende Tuberkulose beim Menschen verursacht haben soll, scheinen mir nicht zweifelsfrei."

Inzwischen konnte nachgewiesen werden, daß Typus bovinus beim Menschen häufig vorkommt und die Ursache schwerster und tödlicher Erkrankungen sein kann. Nach einer fast die ganze Westliteratur berücksichtigenden Zusammenstellung zeigen GOERTTLER und WEBER, daß Typus bovinus am häufigsten (40,3%) bei Lymphdrüsentuberkulose gefunden wird, BRAUN in 75%. Diese Zahlen ermahnen uns, die Bekämpfung der Rindertuberkulose auch zu einer Forderung der Humanmediziner zu machen.

Aus der Dermatologischen Klinik und Poliklinik der Universität München
(Direktor: Prof. Dr. A. MARCHIONINI)

Der heutige Stand der Mykosebehandlung

Von

H. Götz

Die Flut antimykotischer Präparate, die sich heute von einer aktiven Industrie aus über die Ärzteschaft ergießt, könnte den unbefangenen Betrachter zu einer anerkennenden Bewunderung veranlassen. Leider gilt „cum grano salis" bei der Behandlung der Dermatomykosen die gleiche Erfahrung, die wir schon von anderen Krankheiten her, beispielsweise der Psoriasis, kennen: Je mehr Präparate zur Behandlung einer bestimmten Krankheit auf dem Markt sind, um so unsicherer ist der jeweils im Einzelfall zu erwartende therapeutische Effekt. Jeder Dermatologe, der eine Pilzkrankheit behandeln möchte, steht daher ständig vor dem Problem, welches der vielen angepriesenen Mittel er zur Therapie heranziehen soll. Darüber hinaus dürfte ihn allgemein die Frage interessieren, ob denn der heutige Stand unserer Mykosebehandlung die Folgerung gestattet, gegenüber der Vergangenheit Fortschritte gemacht zu haben.

Wenden wir uns zunächst der Beantwortung der letzten Frage zu. Schlägt man heute ein Lehrbuch über die Behandlung der Hautkrankheiten auf, das vor etwa 25—30 Jahren erschienen ist, dann kann man den Kapiteln über die Mykosen des behaarten Kopfes entnehmen, daß als souveränes therapeutisches Mittel nur die Epilationsbehandlung durch Röntgenstrahlen oder Thallium in Frage käme. Ziehen wir hingegen die Literatur der letzten Jahre heran, so lesen wir über eine Anzahl neuerer chemischer Verbindungen, ich erwähne nur Ro 2—5208 (Hoffmann-la Roche), die es gestatten, allein durch Lokalbehandlung in rund 80% aller Fälle Abheilung einer Mikrosporie zu erzielen. Auch wenn der Erfolg nicht 100%ig ist, so möchte ich dieses Ergebnis doch als einen unzweifelhaften Fortschritt bezeichnen. Denn wer von uns würde es nicht vorziehen, auf die so differente Röntgen- oder Thalliumepilation zu verzichten?

Ein weiteres Kapitel im alten Lehrbuch umfaßt die Behandlung der tiefen Mykosen. Wir lesen beispielsweise bei der tiefen Trichophytie u. a. von Röntgenepilation, feuchten Umschlägen mit Resorcin oder essigsaurer Tonerde. Hinzu treten Pinselungen oder Salbenverbände mit antimykotischen Verbindungen. Wenn nun andererseits heute Arbeiten publiziert werden, aus denen die Wirksamkeit peroraler Mittel gegen tiefe Mykosen hervorgeht — ich erinnere an D 25 oder an Sulfonamide bei der südamerikanischen Blastomykose —, so muß auch dies als ein richtungweisender Fortschritt angesehen werden. Es ist uns bekannt, daß die Verträglichkeit von D 25 leider noch ungenügend ist. Nach unseren eigenen Erfahrungen scheiterte so mancher eindeutig einsetzende Behandlungserfolg an den plötzlich auftretenden unerwünschten Nebenwirkungen von seiten des Verdauungstraktus. Obgleich es daher noch relativ wenige Patienten sind, die durch eine perorale Therapie mit D 25 wirklich geheilt wurden, muß trotzdem festgehalten werden, daß wir vor 25 Jahren über eine solche Möglichkeit überhaupt nicht verfügten. Auch die perorale oder parenterale Behandlung einer Blastomykose mit Sulfonamiden oder Stilbamidin war unbekannt, ganz zu schweigen von den hervorragenden Erfolgen des Penicillins, Streptomycins oder auch Aureomycins bei der Aktinomykose. Auch hier müssen wir zu dem Schluß kommen, daß sich die therapeutischen Möglichkeiten gegen tiefe Mykosen erweitert haben, selbst wenn der Fortschritt bei bestimmten Pilzleiden vorerst noch gering ist.

Die heute zahlenmäßig wichtigste Pilzkrankheit stellt die Epidermophytie dar. Die Forderungen, die man nun hier an das therapeutische Mittel stellen muß, haben sich im Laufe der Jahrzehnte aus verständlichen Gründen wohl am wenigsten geändert. Nach wie vor soll das Medikament die Fähigkeit besitzen, in die Epidermis einzudringen, um die dort schmarotzenden Pilze abzutöten. Es hat sich daher durch möglichst starke Fungicidie bzw. Fungistase auszuzeichnen. Es darf keine Reizwirkung entfalten und soll möglichst auch antiekzematöse Eigenschaften aufweisen. Vor 25 Jahren finden wir in den Lehrbüchern Medikamente angegeben, die mehr oder weniger diese Forderungen erfüllen. Wir erwähnen hier nur Chrysarobin, Schwefel, Ichthyol, Phenol, Resorcin, Salicylsäure und Teer. Bei fast all diesen Substanzen lassen aber die rein antimykotischen Eigenschaften zu wünschen übrig. Die Nachkriegsforschung hat sich daher bemüht, neue Verbindungen zu suchen, die in vitro noch in stärksten Verdünnungen fungistatisch wirksam sind. Hierbei ist von Interesse, daß sich trotz der Dutzende antimykotischer Fertigpräparate die eigentlichen Wirksubstanzen in wenige Gruppen einordnen lassen (im wesentlichen Benzthiazolderivate, Invertseifen, Oxychinolinderivate, Fettsäurederivate, metallorganische Verbindungen, Hexylresorcin, Benzoesäurederivate). Der Grund für dieses Suchen nach immer wirksameren antimykotischen Substanzen ist vor allem die Erfahrung, daß alle bisher gefundenen chemischen Verbindungen meist nur wenig in die Epidermis einzudringen vermögen, bzw., daß eine wesentliche Wirksamkeitsminderung durch Kontakt mit Eiweiß zu berücksichtigen ist. Wenn aber höchstens nur Spuren in die tieferen Oberhautschichten gelangen, dann müssen diese zumindest noch so stark fungistatisch sein, daß sie das Pilzwachstum zum Stillstand bringen.

Hier schließt sich nun unsere eingangs erhobene erste Frage nach dem heute wirksamsten antimykotischen Präparat an. Überblicken wir die in der Literatur zahlreichen Arbeiten, die jeweils über ein neues Pilzmittel publiziert wurden, ist man überrascht, welche guten Erfolge der jeweilige Autor beobachten konnte. Dabei sind es Substanzen mit unterschiedlicher antimykotischer Wirksamkeit, die offensichtlich zu gleich guten Resultaten geführt haben. Daraus müssen wir aber folgern, daß es wahrscheinlich gar nicht auf ein Maximum fungistatischer Wirksamkeit des jeweiligen Mittels ankommt, um mit ihm einen Erfolg zu erzielen. In diesem Sinne sprechen auch die Untersuchungen von BOHNSTEDT und Mitarbeitern (Medizinische 1953, 1032), die mit alten und neuen Medikamenten etwa gleich gute Resultate erhielten. Unsere eigenen Untersuchungen haben uns zwar gezeigt, daß die Stärke der antimykotischen Eigenschaften einer Verbindung *nicht gleichgültig* ist. Wir konnten nämlich in unserer Versuchsanordnung eine gewisse Überlegenheit heute gebräuchlicher Mittel wie z. B. Sterosanpaste und Asterolsalbe gegenüber Salicylschwefelsalbe und WHITFIELDscher Salicyl-Benzoesäuresalbe nachweisen. Aus diesem Grunde ziehen wir in unserer Klinik die modernen Antimycoticis auch vor[1]. Trotzdem kann von einer eindeutigen Unterlegenheit der älteren Medikamente noch nicht die Rede sein. Wenn also starke fungistatische Eigenschaften in vitro zwar erwünscht sind und nach wie vor überhaupt die Voraussetzung zu klinischen Erprobungen eines Mittels darstellen, so können diese offensichtlich doch nicht als *allein entscheidender* Faktor für die Abheilung einer oberflächlichen Mykose angesehen werden. Welche Einflüsse sind es aber dann?

Jeder Untersucher, der sich zum Ziel gesetzt hat, ein neues Pilzpräparat klinisch zu erproben, geht erfahrungsgemäß an diese Aufgabe mit regem Interesse, bemerkenswerter Gründlichkeit und Sorgfalt heran. Jeden einzelnen Fall überwacht er persönlich, wird ihn häufiger nachuntersuchen und sofort korrigierend eingreifen, wenn Nebenwirkungen auftreten sollten. Säumige Patienten fordert er schriftlich zur Nachkontrolle auf und macht auf die Notwendigkeit einer längeren Behandlung und vor allem Nachbehandlung zwecks Vermeidung von Rezidiven aufmerksam. Dazu gehört auch die Belehrung über die notwendige Desinfektion der Schuhe und Strümpfe. In dieser gewissenhaften und laufend überwachten Therapie scheint meiner Auffassung nach der wichtigste Grund zu liegen, warum die verschiedenen Untersucher mit den meisten der heute auf dem Markt befindlichen antimykotischen Medikamente zufriedenstellende Ergebnisse zu erzielen vermochten. So kommt es, daß jener Autor die besten Erfahrungen mit Merfen, dieser mit Fungichthol, ein weiterer mit Phebrocon-Serol, ein anderer mit Myxal oder mit Novex oder mit Chlorisept gemacht hat. Die Reihe ließe sich beliebig fortsetzen. Das Mittel der Wahl zur Behandlung einer oberflächlichen Mykose gibt es eben heute noch nicht. Solange dieser Zustand anhält, kommt es unserer Auffassung nach weniger auf die Art des Mittels an, als auf die sorgfältigste Betreuung des Patienten.

---

[1] GÖTZ, H.: Die Behandlung der Pilzkrankheiten der Haut und Haare, in: Fortschritte der praktischen Dermatologie und Venerologie, herausgegeben von A. MARCHIONINI. Berlin: Springer-Verlag 1955.

Wie wichtig ganz allgemein diese Betreuung ist, haben wir auch bei der Überprüfung unserer Erfolge der Onychomykosebehandlung mit Keratolyticum-Sagitta gesehen. Unsere Rezidivquote liegt bei etwa 20%. Gegenüber der rein chirurgischen Methode sind wir daher geneigt, in unserem nunmehr seit 3 Jahren geübten Kombinationsverfahren einen Fortschritt zu erblicken. Eine Aufschlüsselung der Rezidivquote auf die einzelnen Stationen unserer Klinik läßt aber erkennen, daß die Resultate deutlich wechseln. Es ist offensichtlich ein Unterschied, ob ein erfahrener Dermatologe sich intensiv mit einem Fall beschäftigt hat, oder ob ein vielleicht weniger interessierter Arzt die Therapie durchführte[1].

Von den Hefekrankheiten, die in Deutschland von größerer praktischer Bedeutung sind, ist vor allem der Soor anzuführen. Leider sind die zu seiner Bekämpfung gemachten Fortschritte noch immer gering. Während lokalisierte Formen relativ gut auf 1%iges wäßriges Pyoktanin, Merfen ($0,6^0/_{00}$) oder Oxychinolinderivate ansprechen, besitzt die Erkrankung der Lungen oder des Verdauungstractus eine schlechte Prognose. Besonders gefürchtet ist die Entwicklung einer ausgedehnten Candida-Infektion bei langdauernder antibiotischer Therapie durch Änderung der intestinalen Bakterienflora. Neue Erfahrungen sammelt man jetzt mit einem gegen die Candida albicans gerichteten peroralen Antibioticum „Mycostatin"[2]. Erst die weitere Erprobung dieses Mittels wird zeigen, ob die gesetzten Erwartungen gerechtfertigt sind.

Die bisherigen Ausführungen lassen erkennen, daß wir unter Berücksichtigung *aller* Pilzkrankheiten des Menschen gegenüber der Zeit vor 25 Jahren durchaus einen therapeutischen Fortschritt erzielt haben. Am geringsten tritt dieser bei der Behandlung der oberflächlichen Mykosen, insbesondere der Epidermophytie, hervor. Die Suche nach maximal antimykotisch wirksamen Substanzen allein hat jedenfalls die noch vorliegende therapeutische Unsicherheit bislang nicht zu beseitigen vermocht. Mehr als bisher sollte daher in der Forschung unsere Aufmerksamkeit auf solche Faktoren gelenkt werden, die einerseits antimykotisch wirksame Substanzen in vivo wieder unwirksamer werden lassen (z. B. Gewöhnung des Pilzes an das Medikament), andererseits auf Einflüsse, die das Haften der Pilze und die Ausbreitung einer Infektion fördern. So kommt es nach unseren Erfahrungen viel leichter zu einem generalisierten Pilzbefall der Haut, wenn beispielsweise eine Ichthyosis vorliegt. Weitere infektionsbegünstigende Faktoren stellen Störungen dar, welche die periphere Durchblutung, das Zusammenspiel der endokrinen Drüsen oder auch Vitaminmangel betreffen.

Bei der zunehmenden Verbreiterung der Myceten kommt ferner der Prophylaxe eine entscheidende Bedeutung zu. Die Verhütung einer Pilzinfektion ist also von gleicher, wenn nicht größerer Wichtigkeit. Zu warnen ist allerdings vor einer Mycophobie, denn nicht jeder Juckreiz,

---

[1] Götz, H.: Die Behandlung der Onychomykose mit einem antimykotisch wirksamen Keratolyticum, in: Fortschritte der praktischen Dermatologie u. Venerologie, herausgegeben von A. Marchionini. Berlin: Springer-Verlag 1955.
[2] Squibb International Division, Squibb Building, 745 Fifth Ave. New York 22, N. Y.

jede Schuppung oder Rhagade zwischen den Zehen sind mit einer Pilz-infektion gleichzusetzen. Wir konnten in eigenen Versuchen nachweisen, daß es bei jedem Menschen im 5. Zehenzwischenraum zu Maceration, Juckreiz, sekundär zu Rhagaden kommt, wenn die betreffende Person täglich ein Fußbad macht und die Haut nicht gründlich genug ab-trocknet. Die Diagnose „Dermatomykose" sollte daher nicht gestellt werden, ohne den Pilz tatsächlich mikroskopisch nachgewiesen zu haben. Eine sehr einfache und auch vom ungeübten Arzt durchzuführende Me-thode geht auf COHEN [J. Invest. Dermat. 22, 9 (1954)] zurück. Man gibt zu den entnommenen Hautschuppen einige Tropfen einer Lösung, die aus 9 Teilen einer 10%igen KOH-Lösung und 1 Teil einer Füllhaltertinte (nach unseren Erfahrungen kann nur das empfohlene *Parker Superchrom Blue-Black* — in Deutschland erhältlich — verwendet werden) besteht. Dann legt man ein Deckgläschen auf und läßt das Präparat in einer feuch-ten Petrischale über Nacht liegen. Bei abgeblendetem Trockensystem sind dann die blau gefärbten Pilzfäden oder Sporen leicht zu erkennen.

Als Infektionsquelle für die meisten Epidermophytie-Patienten muß der Fußboden bzw. der Erdboden gelten. Wir wissen heute, daß sich die Pilze dort in ihrem natürlichen Milieu befinden. Die Gefahr der Infek-tion ist um so größer, je mehr Menschen auf engem Raum barfuß laufen. Insbesondere empfiehlt es sich daher, im Anschluß an Freibäder in Bade-anstalten vor dem Wiederankleiden einige Tropfen einer antimykotischen Lösung (z. B. Chlorisept, das sich sehr gut für diese Zwecke eignet) zwischen den Zehen und auf den Fußsohlen zu verreiben. Auch der Ge-danke, gefährdeten Personen (Bergarbeiter!) Seifen zur Verfügung zu stellen, die antiseptische Verbindungen enthalten, ist zu begrüßen. Ich erinnere nur an die gegen bakterielle Dermatosen entwickelte Afridol-seife. Hochwirksame antimykotische Zusätze zu Seifen scheinen mir daher ein brauchbares Prophylakticum zu sein.

Abschließend sei nochmals auf die Notwendigkeit einer Desinfektion der Schuhe und Strümpfe fußpilzkranker Patienten hingewiesen. Wenn auch nach unseren Erfahrungen die Reinfektionen zahlenmäßig weit hinter den Rezidiven infolge mangelhafter bzw. vorzeitig abgebrochener Behandlung liegen, so müssen wir doch jede Maßnahme durchführen, die sich gegen die Möglichkeit einer erneuten Erkrankung richtet. Die *täg-liche* Applikation eines antimykotischen Puders in Schuhe und Strümpfe mindestens für die Dauer von 3—4 Monaten gehört zu den wichtig-sten reinfektionsverhütenden Maßnahmen. Um dem beruflich stark in Anspruch genommenen Arzt die Betreuungsarbeit zu erleichtern, haben wir das folgende Merkblatt entwickelt, das wir jedem pilzkranken Patienten aushändigen.

Merkblatt bei Pilzerkrankungen der Füße und Nägel

Sie leiden an einer ansteckenden Krankheit, die durch einen in der Hornsub-stanz der Haut oder Nägel wachsenden Pilz hervorgerufen wird.

Diese Krankheit pflegt sehr hartnäckig zu sein.

Eine Heilung ist aber zu erwarten, wenn Sie allen Anordnungen Ihres behan-delnden Arztes gewissenhaft nachkommen. Da die Hautpilze zu ihrer Fortpflanzung ständig mikroskopisch kleine Keime (Sporen) bilden und in die Umgebung ver-streuen, kann auch nach Abheilung Ihre Krankheit durch erneute Ansiedlung von

Sporen wieder aufflammen. Außer den Behandlungsanordnungen Ihres Arztes sind daher zur Abtötung der Erreger folgende Maßnahmen durchzuführen:

1. Alle Arten von Schuhwerk (Schuhe, Pantoffeln, Turnschuhe usw.) müssen mit 10%iger Formalinlösung desinfiziert werden, die in jeder Apotheke erhältlich ist. In jeden Schuh oder Pantoffel wird ein zu einem Knäuel zusammengedrücktes, saugfähiges Stück Mull oder Tuch gelegt (besonders geeignet ist ein Schwamm), das zuvor, je nach Größe des Schuhes, mit etwa 2—3 Eßlöffeln der Desinfektionslösung durchtränkt wurde. Jeder Schuh ist dann einzeln in mehrere Zeitungen einzuwickeln, damit der Formaldehyddampf möglichst lange auf die im Schuhwerk verstreuten Erreger einwirken kann. Nach 24 Std. werden Zeitungspapier und Einlage entfernt.

2. Baumwollstrümpfe sind 15 min lang zu kochen. Woll- und Seidenstrümpfe leiden unter diesen Maßnahmen. Sie sind daher ebenfalls mit 10%iger Formalinlösung zu desinfizieren. Zu diesem Zwecke legt man sie in einen dicht schließenden Behälter, auf dessen Boden ein Stück Tuch oder Schwamm mit 2 Eßlöffeln der Desinfektionslösung durchtränkt wurde. In gleicher Weise sind Handschuhe zu behandeln (bei Handpilzerkrankungen). Anschließendes Waschen der Strümpfe mit Seife und Wasser oder 48stündiges Lüften sind erforderlich.

3. Badematten, Holzroste, Teppiche, Läufer oder bloße Fußböden sollten von fußpilzkranken Patienten nicht barfuß betreten werden, um die Verschleppung von Pilzsporen zu vermeiden. Ansteckung der anderen Familienmitglieder wäre sonst möglich. Zur Desinfektion von Badematten oder Holzrosten empfiehlt sich Waschung mit 5%iger Kresolseifenlösung.

4. Niemals mit dem Fingernagel an Hautpilzherden kratzen. Pilzerkrankungen der Fingernägel entwickeln sich durch Haftenbleiben von Pilzkeimen unter dem Fingernagelrand. Die Nägel sind stets kurz zu halten und täglich einmal mit der Wurzelbürste zu reinigen.

5. Wenn alle krankhaften Erscheinungen abgeheilt sind, besteht noch immer die Gefahr eines Rückfalles. Zu seiner Vermeidung ist es unbedingt erforderlich, noch mindestens 3—4 Monate lang täglich die Füße, besonders die Zehenzwischenräume und die Fußsohlen, mit einem pilztötenden Puder nachzubehandeln.

6. Nach jedem Bad sind die Füße *gründlich* abzutrocknen, besonders die Zehenzwischenräume, und erneut nachzubehandeln. Feuchtigkeit begünstigt das Einwachsen von Pilzsporen in die Haut. Das von dem Kranken benutzte Handtuch darf von keiner anderen Person gebraucht werden.

Aus der Universitäts-Hautklinik Tübingen
(Direktor: Prof. Dr. H. A. GOTTRON)

Zur Therapie des endogenen Ekzems*

Von

G. W. KORTING

Sieht man in den Hautveränderungen des endogenen Ekzems die cutane Erscheinungsform einer komplexen *Erbkrankheit*, die im wesentlichen die Symptome Asthma, Heufieber und Ekzem umfaßt, so kommen wir allein auf Grund dieser Definition bereits zu dem einzig möglichen, wenn auch in therapeutischer Hinsicht zunächst deprimierenden Schlusse, daß die Behandlung eines solchen Leidens — da eben eine Beeinflussung von Erbanlagen nicht möglich ist — letzten Endes eine pathogenetische bzw. eine symptomatische bleiben muß. Zum zweiten führt die nähere

---

* Auszugsweise im „Hautarzt", Heft 4 (1956) als „Grundzüge einer Therapie des endogenen Ekzems".

Beschäftigung mit der Pathogenese dieser Krankheit zu der Überzeugung daß das dermatologisch hierbei Erfaßbare ganz offensichtlich das Produkt bestimmter funktioneller Abweichungen ist, und zwar dies in einem Ausmaß, wie es bei anderen Hautkrankheitszuständen bis jetzt kaum erkennbar war. Derartige Abwegigkeiten der Funktion sind bei solchen Kranken in Gestalt einer an die Person gebundenen, besonderen zentralen, vorwiegend aber auch in der Peripherie vorgebildeten Reaktionsweise vorhanden, so daß man diesbezüglich fast von einem *funktionellen Naevus* sprechen bzw. auch sagen könnte, daß das konstitutionell fixierte (d. h. „endogene") Ekzem seiner pathophysiologischen Struktur nach ein *dysregulatives Leiden* darstellt.

In diesem Zusammenhang ist vor allem gleich eine weitere, in geeigneten Belastungsversuchen gewonnene Erkenntnis von Bedeutung, nämlich, daß bei solchen Kranken mit *endogenem Ekzem* zwar *keine vegetative Ataxie* besteht — das Regulationsvermögen ist zwar gemindert oder seltener ins Paradoxe gesteigert, keineswegs aber völlig aufgehoben —, hingegen aber eine deutliche *vegetative Dissoziation* vorliegt. Somit erscheint die beim endogenen Ekzematiker durch innere Disharmonie bedingte vegetative Reizbarkeitssteigerung pathogenetisch und damit therapeutisch grundsätzlich weit beachtenswerter als irgendein exogener Reiz in seiner Bedeutung als Krankheitsrealisator. So treten denn auch in der Behandlung dieses Leidens in der Praxis komplizierte und zeitraubende Testverfahren (Intracutantestung, Pulskontrolle, Thrombocytenzählung, Elektrodermatometrie, leukopenischer Index usw.) ohne sonderlichen Nachteil für den Kranken in den Hintergrund. Statt dessen erziehe man den in seiner ganzen Lebensführung — wie noch zu zeigen sein wird — entsprechend seinen Funktionsanomalien einzustellenden endogenen Ekzematiker zu gewissenhafter Mitbeobachtung evtl. Zusammenhänge zwischen Ekzemverschlechterung und dem Genuß bestimmter Speisen usw. und lasse ihn hierüber, was sehr wesentlich erscheint, einige Zeit hindurch Eintragungen in ein Notizbuch machen (Gottron). Auf diese Weise läßt sich nach und nach eine ziemlich sichere Ausschaltung schädlicher Nahrungsmittel vornehmen, ohne daß der Kranke durch irgendwelche radikalen Diätmaßnahmen (Ausschaltungskost, Belastungskost usw.) „gereizt" wird. Daneben wirkt es, abgesehen von dem reellen Wert solcher Ratschläge, sicher auch psychologisch sehr eindrucksvoll, wenn man dem zu Beratenden von Anfang an mit gewissen Hinweisen auf erfahrungsgemäß häufig „ekzematogene" Nahrungsstoffe an die Hand geht (so z. B. betreffs des etwaigen, indes keineswegs obligaten schädlichen Einflusses von Eiklar in zartem Kindesalter) oder auf zunächst dem Laien unwichtig erscheinende Nahrungsmittelaustauschmöglichkeiten (Kuhmilch—Ziegenmilch) aufmerksam macht. Als weiterer Ausweg auf dem Sektor der Nahrungsmittelüberempfindlichkeit kommt in Betracht, die allergieverdächtigen Eiweißstoffe in der Gesamtkost zur Vermeidung von iatrogenen Hypoproteinämien namentlich beim Kleinkind zwar zu gestatten, diese jedoch in geeigneter Weise zu „fällen", was durch Zufuhr von *Gerbstoffen* in pflanzlicher, medikamentöser oder alkoholischer Form erfolgen kann (*getrocknete* Heidelbeeren, Eldoform-

Tabletten, Rotwein, letzterer auch bei Kindern [STOLTE], wenn man den Rotwein mit der doppelten Menge Wasser verdünnt und ihn dann wieder zur Entfernung des Alkohols auf die Ausgangsmenge eindampft. Übrigens erscheint *tanninreicher Rotwein* für den erwachsenen endogenen Ekzematiker als die zumeist empfehlenswerte Alkoholsorte, wohingegen beispielsweise Kognak [in Spuren im Sekt!] bei solchen Kranken selbst in mäßigen Mengen recht häufig zu heftigen Juckattacken führt).

Trotz der gelegentlich individualpathologischen Bedeutsamkeit solcher einzelnen exogenen Reizmöglichkeiten ist aber das therapeutische Hauptaugenmerk auf die, als Grundziel der Behandlung bereits eingangs herausgestellte, *Behebung der vorliegenden Dissoziation des vegetativen Gesamtstatus* zu richten.

So bedeutet oft bereits ein *Wechsel des Lebensraumes* für den endogenen Ekzematiker eine entscheidende Therapiemaßnahme. In dieser Hinsicht wird man im allgemeinen mit immer wieder gleichlautenden Erfahrungen hinsichtlich bestimmter Gebiete (wie z. B. Besserungen an der Nordsee oder im Hochgebirge) rechnen können. Mitunter berichten aber mehrere hinsichtlich ihrer „geographischen Anamnese" befragte Kranke in widersprechender Weise bezüglich des gleichen Distrikts (Ostsee, Bodensee). Hierbei dürfte es sich nicht nur um individuelle Reaktionsdifferenzen handeln, sondern es ist wohl eher daran zu denken, daß ein großer, für gewöhnlich mehr oder weniger als landschaftliche Einheit betrachteter, geographischer Raum unter Umständen erhebliche klimatische Lokalunterschiede aufweisen kann. Im Hinblick hierauf erscheinen die von K. LINSER veranlaßten und von STEIN durchgeführten Klimaexpeditionen mit endogenen Ekzematikern als praktisch sehr bedeutsame dermatologische Pionierarbeit. Ferner wird der beim endogenen Ekzematiker zu beobachtende therapeutische Klima-Effekt vermutlich weniger durch den unterschiedlichen Gehalt an Klima-Allergenen (also nicht immunbiologisch), sondern eher wohl durch mehr allgemeine, am vegetativen Nervensystem angreifende und neuerdings auch an der Weiterstellung der Endstrombahn nachgewiesene (KLÜKEN), im Grunde wahrscheinlich unspezifische Reizwirkungen (Windrichtung, Luftfeuchtigkeit, weniger bedeutsam Temperatur und Luftdruck) vermittelt. Leider sind die klimatherapeutisch beim endogenen Ekzematiker erzielten Erfolge keine allzu sicheren und, falls nicht längerer Klimawechsel durchgeführt wird (vgl. MARCHIONINI), nach eigener Beobachtung auch keine allzu nachhaltigen.

Deshalb wird man beim endogenen Ekzematiker in den meisten Fällen kaum ohne geeignete *zentral-wirksame Arzneimittel* auskommen. Aber ohne daß nun gleich mit schwerem Geschütz (wie etwa der nicht ganz ungefährlichen Schlafbehandlung) aufzufahren wäre, wird man zunächst durch sorgsam gestufte, längere Anwendung von Dämpfungsmitteln (z. B. anfänglich Megaphen, $3 \times 0{,}025$ mg täglich und 50 mg Atosil zur Nacht) in erster Linie auf eine wirksame medikamentöse Durchbrechung des „Status prurituosus" abzielen. Kommt es doch selbst in der Klinik mit all ihren Vorteilen des Milieuwechsels („Sanatio spontanea nosocomialis") sehr darauf an, rasch durch einen entsprechenden „Achtungserfolg" das Zutrauen des Kranken, welcher seit Wochen daheim nicht mehr recht geschlafen hat und sich völlig elend und mit den Nerven heruntergekommen fühlt, zu gewinnen, was dann der Fall ist, wenn der eingeschliffene Kratzreflex nach und nach abklingt. In der ambulanten Praxis gebe man in erster Linie Prominal (1—2 mal täglich 0,2) oder Prominaletten, letztere falls es sich bei den Patienten um Kleinkinder handelt, nicht zuletzt auch an die meist gleichfalls sehr „nervös" gewordenen Eltern. Daß im Falle starker Leberstörung barbiturat- oder phenothiazinfreie Sedativa (wie z. B. Biral) zu verabreichen sind, dürfte heute bereits allgemein beachtet werden. Wichtig ist vielleicht auch die Angabe, daß, abgesehen von der bei einigen Antihistaminica (z. B. Soventol) ausgeprägten juckstillenden Wirksamkeit, die Anwendung der meisten Antihistaminica beim endogenen Ekzem ohne sichtlichen Effekt erfolgt. Nichtsdestoweniger bleibt die Beseitigung des Juckreizes und damit die Ausschaltung des Kratzmechanismus auch in morphogenetischer Hinsicht eine ernst zu nehmende ärztliche Aufgabe, auch wenn das endogene Ekzem keinesfalls eine Hautkrankheit mit besonders hochgradiger, obschon andererseits zweifellos vorhandener Reaktionsweise im Sinne des KÖBNERschen Phänomens darstellt (vgl. KOHLFAHL). Wie intensiv andererseits aber ein endogener Ekzematiker mit seinen lichenifizierten Krankheitsbezirken zum großen Teil wohl ziemlich unbewußt oder im Halbschlaf kratzt, erhellen mittels einer „Kratzmaschine" durchgeführte klinisch-experimentelle Untersuchungen von RAYMOND, GOLDBLUM und PIEPER, die erwiesen, daß eine bemerkenswerte Reliefvergröberung der Oberhaut erst nach etwa 140000 Kratzstrichen zustande kommt.

Berücksichtigt man alsdann die bekannt häufigen Überschneidungen zwischen vegetativen und innersekretorischen Störungen, so ergibt sich als weitere therapeutische Möglichkeit für das endogene Ekzem der Versuch mit einer *hormonalen Impulstherapie*. Eine gruppenmäßige Auswertung der *Total-17-Ketosteroidausscheidung* bei endogenen Ekzematikern (29 Fälle) zeigte aber, daß sowohl beim männlichen wie beim weiblichen Geschlecht die diesbezüglichen Mittelwerte *innerhalb der* lebensaltersgemäßen *Schwankungsbreite* befindlich sind, während die ABDERHALDEN-*Abwehrfermentreaktion* bei etwa $^3/_4$ der Fälle von endogenem Ekzem fast stereotyp auf eine *hypophysär-adrenale Korrelationsstörung* hindeutete (21 Untersuchungen). Entgegen diesen letzteren, zu therapeutischen Konsequenzen ermutigenden Befunden verliefen indessen eigene *cellulartherapeutische Versuche* absolut negativ, sofern wir ein vorübergehendes und so meist nicht über 3—4 Wochen nach der Injektion bestehenbleibendes Hellerwerden der grau-fahlen Hautfarbe solcher Kranken und deren gewisse psychische Stimulierung nicht besonders bewerten wollen. Das morphologische Substrat, mit dem wir es beim endogenen Ekzem zu tun haben, wie die Oberhautvergröberung usw., verhält sich jedoch, sowohl unmittelbar nach dem Eingriff wie auch im speziellen bei längerer Nachbeobachtung, praktisch unverändert.

Die andere, keineswegs im Hinblick auf die Erfolgsaussichten der Allgemeintherapie etwa zu vernachlässigende Seite der beim endogenen Ekzem für den Arzt sich stellenden Aufgabe betrifft die *Lokalbehandlung*.

Auch hierbei wird man gedanklich wiederum am besten von gewissen, pathophysiologischen Grundabweichungen ausgehen, wie sie eine funktionelle Betrachtung des endogenen Ekzematikers unschwer zu erkennen gibt, und demgemäß z. B. mit einer therapeutischen Berücksichtigung der bei solchen Kranken nahezu universell vorhandenen *Oligohidrosis* beginnen. Mit dieser ist ihrerseits die bei diesem Leiden gleichfalls gegebene *Haut-Talgarmut* funktionell insofern innig verknüpft, als die Ausbreitung des an sich zähen Hauttalgs von den Follikelmündungen weg, also der Talgfluß, in maßgeblicher Weise von der Schweißdurchfeuchtung der Oberhaut abhängt.

Was ist nun von diesen Feststellungen für die Therapie des endogenen Ekzematikers abzuleiten? Der endogene Ekzematiker — wie wir oben betont haben und wenn man von einigen umschriebenen Hyperhidrosebezirken absieht, die aktuell oder potentiell Sitz ekzematöser Veränderungen sind — schwitzt insgesamt wenig. Dementsprechend ist seine Oberhaut rauh und talgarm. Ganz wie zu erwarten, erfahren so auch die meisten Kranken mit diesem Ekzemtyp im lufttrockenen Winter eine Exacerbation ihrer Hautveränderungen, während es ihnen zur Sommerszeit, vermutlich infolge größerer Flüssigkeitsaufnahme und -abgabe, subjektiv wie objektiv meist besser geht. Es braucht deshalb wohl nicht erst im einzelnen ausgeführt zu werden, wie sehr derart hinsichtlich der Funktion ihrer Hautanhangsorgane Stigmatisierte ihre reduzierte Hautdurchfeuchtung und -durchfettung steigern sollten (viel trinken, keine Kochsalzbeschränkung, häufige Schwitzbäder und vor allem lang ausgedehnte Vollbäder mit anschließender sorgfältiger Rückfettung). Auch das Gebot der regelmäßigen indifferenten Fettung für solche Kranke ist bei dieser Gelegenheit nachdrücklich zu unterstreichen, zumal diese als Sebostatiker (Keining) im Vergleich zum Seborrhoiker *Salben* ausnehmend *gut vertragen*. Von Salben sind jedoch nach unserer Erfahrung *schweinefetthaltige* Zubereitungen, wie z. B. Unguentum Diachylon, abgesehen von der sekretionshemmenden sowie gefäßverengenden und somit beim endogenen Ekzematiker kontraindizierten Wirksamkeit der Bleisalze, öfters unverträglicher als z. B. Unguentum molle, was vielleicht auf die bei solchen Kranken relativ häufige Intoleranz gegenüber Schweinefleisch zurückgeführt werden kann. Eine weitere Quelle lokaler Irritation ist für viele solcher Kranken, wie schon seit langem bekannt, der direkte Kontakt mit *Woll*kleidung bzw. -unterkleidung („Flanell-Ekzem") und, wie neuere Beobachtungen zeigen, auch die unmittelbare Hautabdeckung mit Nylon- bzw. Perlongewebe, welches wahrscheinlich in erster Linie ob seiner Lipophilie (Schmitz und Wagner) also physicomechanisch und weniger infolge „Sensibilisierung", von einer an sich schon talgarmen Hautdecke als „verschlechternd" registriert wird.

Anläßlich der Erörterung der Schweißsekretionsverhältnisse und deren großen nosogenetischen Bedeutung sei in Anbetracht des bekannten symptomatischen Wertes von *ACTH* und *Cortison* beim endogenen Ekzem darauf verwiesen, daß eine Anwendung dieser Mittel von starker Schweißdurchfeuchtung gefolgt ist, während andererseits durch ACTH und Cortison der Ausfall epicutaner Hauttestungen *kaum* geändert wird, was im Hinblick auf die mit dem Ingangkommen der Schweißsekretion gleichzeitig erfolgende Beeinflussung des Hauterscheinungsbildes abermals die dominierende nosologische Rolle „endogener“ Funktionsanomalien beim endogenen Ekzem gegenüber exogenen Faktoren, wie z. B. der „Sensibilisierung“, veranschaulicht.

Für die manifesten Krankheitserscheinungen des endogenen Ekzematikers ist und bleibt aber das klassische *Lokaltherapeuticum* der *Steinkohlenteer*, also ungereinigter Gasteer, den wir daneben selbstverständlich auch in verschiedener Abwandlung, wie etwa als Badezusatz (Balnacid, Plesiocid) oder bei Kindern in einer Trockenpinselung mit Beigabe von Liquor carbonis detergens, anwenden können. Die Kombination von Steinkohlenteer mit *Hydrocortisonsalbe*, wie sie MALKINSON und WELLS empfehlen, ist gelegentlich insofern vorteilhaft, als sich eine evtl vorhandene exsudative Note unter Hydrocortisonsalbe rascher zurückbildet. so daß die Behandlungsfläche für den unter Umständen reizenden und nur ausnahmsweise auch auf nässenden Ekzembezirken anzuwendenden Teer zugänglicher wird.

Die Hydrocortisonsalbe ist nach eigenen, zweijährigen, generell günstigen Erfahrungen mit 5 in Deutschland handelsüblichen Präparaten mithin ein wertvoller *Zeitraffer* für die Teertherapie, ersetzt diese aber selbst bei langer Anwendungszeit kaum, zumal sie offensichtlich ohne entscheidende Wirkung auf die Ekzem-Akanthose bzw. Lichenifikation ist, wie überhaupt die juckstillende Wirkung der Hydrocortisonsalbe bei stark lichenifizierenden Krankheitsherden nur gering (SIDI und BOURGEOIS-GAVARDIN) und ein stärkerer Effekt auch bei Konzentrationssteigerung der Salbe anscheinend nicht zu erzwingen ist (CHURCH). Da nach dem bisher bezüglich der antiexsudativen Wirksamkeit der Hydrocortisonsalbe Ausgeführten die Domäne dieses Lokaltherapeuticums die *exsudative Frühphase* des endogenen Ekzems im Kindesalter abgeben dürfte, muß an dieser Stelle auch auf die Möglichkeit einer Resorption bzw. *allgemeiner Cortisoneffekte* bei *percutaner* Anwendung dieses Hormons aufmerksam gemacht werden. Während nämlich C. C. SMITH bei Aufbringung von 150 mg Hydrocortison auf die Haut keine Veränderung der Eosinophilenzahl sah und WITTEN, SHAPIRO sowie SILBER bei Einreibung von relativ großen Körperflächen mit 30 g Salbe eines Gehalts von 750 mg Hydrocortison-Acetat über drei Tage hin keine Erhöhung der 17, 21-dihydroxy-20-Ketosteroidausscheidung feststellten, konnte S. HARD bei Kaninchen nach lokaler Verabfolgung von Hydrocortisonsalbe eine, wahrscheinlich als percutane Resorptionsfolge anzusprechende, Senkung der Präcipitintiterwerte beobachten. Vor allem konnten aber ROTHMAN, MALKINSON und FERGUSON beim Menschen bereits bei Anwendung von 0,5 mg radioaktiv markierten Hydrocortisons auf einen Hautbezirk von 4 × 10 cm Länge eine beachtliche Radioaktivität im Harn erfassen. Daß die percutane Aufnahme Halogensubstituierter Cortisonabkömmlinge noch weit erheblicher sein dürfte, zeigen neuere Untersuchungen über Fludro-Cortison (9 a-fluoro-Hydrocortison) von LIVINGOOD, HILDEBRAND und KEY. Demnach sind der lokalen Hydrocortisontherapie des endogenen Ekzematikers Schranken gesetzt, wenn auch nach bisheriger klinischer Erfahrung auf diesem Gebiet voraussichtlich keine so engen wie der Röntgentherapie dieses Ekzems, die wegen der großen Gefahrenmöglichkeit einer leicht erfolgenden Strahlenüberdosierung, wie sie auch sonst gerade bei chronischen, immer wieder rückfälligen und daher bei häufigem Arztwechsel unkontrollierbar häufig bestrahlten Dermatosen gegeben ist, überhaupt nicht zur Anwendung kommen sollte. Trotzdem muß abschließend zur lokalen Cortisontherapie des endogenen Ekzems festgestellt werden, daß hierdurch gewisse, für das endogene Ekzem charakteristische, histochemisch an der mangelnden Anfärbbarkeit der Grundsubstanz usw. erfaßbare, Veränderungen histologisch nachweisbar normalisiert werden (Einzelheiten: RAPPAPORT).

Gerade wegen der eben aufgezeigten Gefahrenmöglichkeiten bei der örtlichen Anwendung von Cortison wie von Röntgenstrahlen ist grundsätzlich an der *Teerbehandlung* des endogenen Ekzems als *lokaler Basistherapie* nach wie vor festzuhalten. Wie kommt nun die Wirkung des Steinkohlenteers bei lichenifizierten Krankheitsherden und so auch beim endogenen Ekzem zustande? Außer daß man gewisse chemische Veränderungen an den oberen Epidermislagen, wie z. B. eine hierdurch erzielbare Steigerung des Gehalts an Neutralfetten und Fettsäuren, als höchst bedeutungsvoll für die Behandlung einer talgarmen Hautdecke in Rechnung setzen muß, sind bei der Teertherapie sicher auch *Gefäßwirkungen* mit im Spiele, woran schon LEISTIKOW selbst, dem wir neben DIND die Einführung der Steinkohlenteertherapie verdanken, gedacht hat. Es dürfte sich aber gegen der Annahme von LEISTIKOW wie ferner von HERXHEIMER und BORN im wesentlichen doch mehr um *hyperämisierende Teereffekte* (s. a. FÜRST) handeln, — ein frisch geteerter lichenifizierter Hautbezirk fühlt sich längere Zeit hindurch wärmer an als seine Umgebung —, demzufolge wir also im Steinkohlenteer eine weitere, diesmal lokal ansetzende (vgl. die vorangehenden Ausführungen zur Klimatherapie!) Therapiemaßnahme zur *Steigerung der arteriolären Durchblutungsgröße* zur Verfügung hätten. Daß ein solcher Gefäßeffekt bei einem peripher vasopressorisch eingestellten Konstitutionstyp, wie ihn der endogene Ekzematiker mit seinem graufahlen Hautton und Dermographismus usw. ja auf den ersten Blick hin repräsentiert, geradezu die Behebung einer bisher falschen Weichenstellung bedeutet, braucht wohl hier nicht erst betont zu werden. Trotzdem ist nicht zu verkennen, daß auch die Teertherapie nicht frei von Nebenwirkungen ist, die im allgemeinen aber überbewertet werden. So ist bezüglich der zumeist gefürchteten resorptiven (ROCHLIN) u. a. nephrotoxischen Eigenschaft des Steinkohlenteers zu entgegnen, daß das endogene Ekzem von sich aus praktisch *nie* mit Nierensymptomen einhergeht (E. HOFFMANN, KORTING und DIETZ, PETSCHELT), was sicher mit die überraschend gute allgemeine Teerverträglichkeit solcher Kranker bedingen mag. Man darf vielleicht darüber hinausgreifend sogar sagen, wie an anderer Stelle von KORTING und BORN ausgeführt wurde, daß eine bei einem endogenen Ekzematiker einmal dennoch auftretende lokale Teerintoleranz unbedingt zu entsprechender Nierenkontrolle veranlassen sollte; läßt sich doch auch im Modellversuch eine deutlich herabgesetzte Teerverträglichkeit der Haut beobachten, wenn am Versuchstier gleichzeitig eine Nieren-schädigung, z. B. mit Cantharidin gesetzt wird (KRISTANOFF). Von Teer-nebenwirkungen eher unterschätzt wird hingegen die Tatsache, daß der Steinkohlenteer trotz seines Gehaltes an Phenolen kein allzu wirksames Antisepticum darstellt und sich Kokken unter einer Teerschicht „erfah-rungsgemäß sehr gut entwickeln und vermehren können" (RYGIER und E. MÜLLER). Aus diesem Grunde empfiehlt sich zur Beeinflussung von Teerfollikulitiden, die nach OBERMAYER und BECKER übrigens in der Hauptsache von der ätherlöslichen Fraktion des Steinkohlenteers hervor-gerufen werden, vor allem aber zu deren Verhütung bei längerer Teer-anwendung, wie sie zur Erzielung möglichst nachhaltiger Resultate zu fordern ist (SIEMENS und JAGTMAN), eine intervallmäßige Anwendung von antibakteriell wirkenden Salben zwischen den einzelnen Teerserien oder zur Vorbehandlung kurz vor der Teeraufbringung. Vermerkt sei auch noch, daß einzelne außerhalb der geteerten Hautfläche sich ent-wickelnde Follikulitiden oder Keratosen auf eine unter Umständen un-erwünscht große Teerresorption hinweisen, und zwar meist noch zu einem Zeitpunkt, wo sonstige allgemeine Teervergiftungszeichen, wie Grün-färbung des Harns, Kopfschmerzen oder seltenerweise iritische oder arthritische Beschwerden noch fehlen. Das weitaus ernsteste Problem der Teertherapie betrifft schließlich die immer wieder unter Hinweis auf ganz vereinzelte Schrifttumsangaben human-kasuistischer Art (z. B. L. BÖHMER: 1 Fall von Teer-Carcinom nach längerer therapeutischer Anwendung von Fichtenteer) und im Hinblick auf dahingehende Ergeb-nisse der experimentellen Medizin (von dermatologischer Seite z. B. W. DREIFUSS und BR. BLOCH) gestellte Frage nach einer hierdurch be-dingten *carcinomatösen Entartung.* Es sei deshalb festgestellt, daß nach bisheriger humantherapeutischer Erfahrung — die Ergebnisse der tier-experimentellen Forschung sind nach GOTTRON schon mit Rücksicht auf die bekannten tierrassischen Hautreaktionsdifferenzen nicht ohne weiteres auf menschliche Verhältnisse übertragbar — bei schulgerechter Teeranwendung *nicht* mit der Entwicklung iatrogener Teer-Carcinome zu rechnen ist (GOTTRON, SIEMENS, W. SCHNEIDER, SCHMITZ, GEYER).

Vielleicht wird darüber hinaus noch in Zukunft die medizinische Teer-Tumor-forschung zur Eliminierung bestimmter aus dem Tierversuch her besonders ver-dächtiger Teerfraktionen führen (SHIBATA: hauptsächlich Neutralfraktionen, während diese andererseits nach MATSUMOTO gerade die am schwächsten bacteri-ciden sind), sofern diese weitere Sicherung nicht mit allzu starker Einbuße an therapeutischer Wirksamkeit solcher Teere gekoppelt wäre.

So kann denn auch eine Berücksichtigung der eben besprochenen Schattenseiten der Teerbehandlung nichts an dem Urteil ändern, daß diese nach wie vor die Lokaltherapie der Wahl beim endogenen Ekzem darstellt, eben weil der Steinkohlenteer diesbezüglich von keinem anderen bekannten lokalen Behandlungsmittel völlig erreicht wird. Andererseits ist zuzugeben, daß die Teertherapie für Arzt wie Patient in fast gleicher Weise „unbequem" ist. Entsprechendes gilt aber auch für die Therapie manches anderen lokal behandlungsbedürftigen Krankheitszustandes, wie z. B. für die Caries, welche die Zahnärzte trotz aller intern-thera-peutischen Fortschritte auf diesem Gebiet (wie z. B. Fluor-Prophylaxe) immer noch handwerklich behandeln müssen, wie schon HERXHEIMER 1913 zur Verteidigung der „schmutzigen" Teertherapie ausführte. Um so wichtiger erscheint deshalb die heutige Erkenntnis, daß man den endogenen Ekzematiker *kombiniert*, also nicht nur wie bisher hauptsächlich peripher-lokal, sondern auch zentral-allgemein hinsichtlich seiner abwegigen Funktion wie seiner damit zusammenhängenden manifesten Hautveränderungen, zu beeinflussen sucht und ihm so die an sich lästigen lokalen Behandlungsmaßnahmen nach Möglichkeit erspart, was freilich nur selten völlig oder über längere Zeit hin gelingen wird.

Literatur

BÖHMER, L.: Med. Welt **1937**, 626.
CHURCH, R.: Brit. Med. J. **1955**, 517.
DREIFUSS, W., u. BR. BLOCH: Arch. f. Dermat. **140**, 5 (1922).
FÜRST: Zit. n. PERUTZ, Handbuch der Hautkrankheiten. JADASSOHN Bd. V/1, S. 149.
GEYER, E.: Z. inn. Med. **10**, 685 (1955).
GOTTRON, H. A.: In: Taschenbuch für Truppenärzte des Ersatzheeres 1944, in Konstitution und Erbbiologie, S. 183. Leipzig: J. A. Barth 1934.
HARD STIG: Nord. Med. **53**, 929 (1955). — Zbl. Hautkrkh. **93**, 82 (1955).
HERXHEIMER, K.: Arch. f. Dermat. **115**, 163 (1913).
— u. W. BORN: Zit. n. PERUTZ. Handbuch der Hautkrankheiten. JADASSOHN Bd. V/1, S. 149.
KEINING, E.: Dermat. Wschr. **96**, 480 (1933).
KLÜKEN, N.: Hautarzt **6**, 220 (1955).
KOHLFELD, M.: Arch. f. Dermat. **197**, 557 (1954).
KORTING, G. W.: Zur Pathogenese des endogenen Ekzems. Stuttgart: Georg Thieme 1954.
— Medizinische **1952**, 1609.
— u. W. BORN: Medizinische **1955**, Nr. 10 u. 11.
— u. DIETZ: Dermat. Wschr. **125**, 174 (1952).
KRISTANOFF, S. A.: Ref. Dermat. Wschr. **103**, 1484 (1936).
LEISTIKOW: Therapie der Hautkrankheiten. 1897. Mh. prakt. Dermat. **27**, 397 (1898).
MALKINSON, F. D., and G. C. WILLS: Brit. J. Dermat. **66**, 300 (1954).
LIVINGOOD, CL. S., J. F. HILDEBRAND and J. S. KEY: Arch. of Dermat. **72**, 313 (1955).
MARCHIONINI, A.: Fortschritte der praktischen Dermatologie und Venerologie, S. 12. Berlin-Göttingen-Heidelberg: Springer-Verlag 1952.
MATSUMOTO, S.: Exp. Stud. on Carcin. a. Precancerous States. — Monograph. Actor. Dermat. Series Dermat. Nr. 14, 1954 (Kyoto).
OBERMAYER, M. E., u. S. W. BECKER: Arch. of Dermat. **31**, 796 (1935)
PETSCHELT: Dermat. Wschr. **130**, 1193 (1954).
RAPPAPORT, BEN Z.: Arch. of Path. **60**, 1 (1955).
RAYMOND, W. GOLDBLUM and W. N. PIPER: J. Invest. Dermat. **22**, 405 (1954).
ROCHLIN, D. G.: Virchows Arch. **269**, 466 (1928).
ROTHMAN, ST., MALKINSON u. FERGUSON: Arch. of Dermat. **72**, 325 (1955).
RYGIER, ST., u. E. MÜLLER: Arch. f. Dermat. **114**, 197 (1914).
SCHMITZ, R.: Dtsch. med. Wschr. **1951**, 1155.
— u. W. WAGNER: Medizinische **1955**, 349.
SCHNEIDER, W.: Med. Klin. **1951**, 701.
SHELDON, J. M., K. P. MATHEWS and R. G. LOVELL: J. Amer. Med. Assoc. **151**, 785 (1953).
SIDI, F., et J. BOURGEOIS-GAVARDIN: Presse méd. **1953**, 1760.
SIEMENS, H. W.: Allgemeine Diagnostik und Therapie der Hautkrankheiten, S.189. Berlin-Göttingen-Heidelberg: Springer-Verlag 1952.
— u. G. JAGTMAN: Acta dermato-venerol **33**, 199 (1953).
SHIBATA: Zit. n. MATSUMOTO.

SMITH, C. C.: Arch. of Dermat. **68**, 50 (1953).
STEIN, J.: Dermat. Wschr. **132**, 1201 (1955).
STOLTE, K.: Hippokrates **21**, 402 (1942).
WITTEN, V. H., A. J. SHAPIRO and R. H. SILBER: Proc. Soc. Exper. Biol. a. Med. **88**, 419 (1955).

Aussprache

MARCHIONINI (München):   MARCHIONINI betont die Bedeutung der Klimabehandlung der Neurodermatiker; allerdings muß die Klimaänderung radikal sein (Nordsee, Hochgebirge oder Wüstenklima). Ferner muß die Klimaeinwirkung sich auf lange Zeiträume erstrecken (Gründung von Allergiker-Dörfern [STERN, SULZBERGER] in Amerika). Am zweckmäßigsten ist es, diese Patienten schon in der frühesten Kindheit jahrelang in ein solches Klima zu verbringen, so daß Dauerheilungen erzielt werden können, wie sie von Schweizer Autoren bei kindlichem Asthma erzielt wurden.

ILLIG (Marburg): Zur Frage, ob es bei der Klimabehandlung der Neurodermitis auf die Qualität des Klimas ankommt oder aber nur auf den Wechsel des Klimas überhaupt: Beobachtung zweier Neurodermatiker von denen der eine in Europa nicht gesund werden konnte, beruflich nach Afrika ging, dort sofort abheilte und 2 Jahre erscheinungsfrei blieb, um dann erneut zu erkranken und erst bei einer Rückreise nach Europa prompt abzuheilen. Der andere war in Deutschland jahrelang erscheinungsfrei, ging zur Fremdenlegion, erkrankte bei der Überfahrt nach Afrika, konnte dort trotz günstiger Lebensverhältnisse und Behandlung 2 Jahre lang nicht gesund werden, wurde deshalb nach Europa zurückversetzt und heilte schon bei der Überfahrt nach Europa ab. Ein halbes Jahr später führte ihn ein Rezidiv in die Klinik.

Aus der Universitäts-Hautklinik Frankfurt a. M.
(Direktor: Prof. Dr. Dr. O. GANS)

Psoriasis und Folsäure

Von

E. LANDES

Über die Folsäurebehandlung der Psoriasis vulgaris hat erstmalig BOMMER auf der Tagung der Südwestdeutschen Dermatologen-Vereinigung in Freiburg im Frühling 1955 berichtet. Er konnte bei Psoriasis mit Folsäuregaben in einem erstaunlich hohen Prozentsatz Erscheinungsfreiheit erzielen.

STEINHOFF berichtet von 54 Patienten, die mit Folsäure behandelt wurden, von denen 40 abheilten, 11 wesentlich gebessert wurden, und 3 keine Beeinflussung zeigten. Die Behandlungszeiten betrugen bei STEINHOFF 26—90 Tage. Nach diesen günstigen Ergebnissen wurden auch in der Frankfurter Univ.-Hautklinik eine Reihe von Psoriatikern mit Folsäure behandelt. Von Mai bis Oktober 1955 wurden 30 Psoriatiker mit Folsäure behandelt, von denen bei 21 zur Zeit des Berichtes die Behandlung abgeschlossen war. Arthropatische Formen wurden nicht mit Folsäure behandelt. Bei 12 dieser Patienten konnte die Behandlung nur mit Folsäure durchgeführt werden unter bewußtem Verzicht auf jegliche äußere Behandlung (Tab. 1). Bei 6 Patienten konnte eine völlige Abheilung erzielt werden, 6 wurden soweit gebessert, daß eine weitere Behandlung mit indifferenten Salben, wie Ungt. molle, Eucerin, völlige Erscheinungsfreiheit brachte. Die durchschnittliche Behandlungsdauer der nur mit Folsäure Behandelten betrug 54,7 Tage, die durchschnittliche Folsäuredosierung 1067,5 mg. Bei weiteren 9 Fällen wurde gleichfalls anfangs nur mit Folsäure behandelt. Es handelte sich hierbei meist um Patienten, die schon mehrere Psoriasis-Schübe hinter sich hatten und

Tabelle 1. *Folsäurebehandlung der Psoriasis*

Alter Jahre	Behand-lungsdauer Tage	geheilt	gebessert	Folsäure gesamt mg	Durchschnittliche	
					Behand-lungsdauer Tage	Dosis Folsäure mg
35, w	49	+		1350		
68, w	71	+		800		
59, w	60	+		1310[1]	54,7	1067,5
21, w	50	+		950		
20, m	54	+		675		
44, m	44	+		1320		
12, m	52		+	900		
14, m	63		+	1280		
13, w	49		+	1005		
80, m	89		+	1490	56,1	1062,5
52, m	34		+	950		
24, m	50		+	750		

daher einige Zeit nach reiner Folsäurebehandlung selbst auf eine Lokalbehandlung drängten, wenn noch kein Abheilungseffekt zu sehen war. Bei 4 dieser Patienten wurde außer der Lokalbehandlung die Folsäurebehandlung weitergeführt, bei 5 anderen Patienten wurde die Folsäurebehandlung abgebrochen und nur lokal behandelt. Die Lokalbehandlung folgte hier nach den klassischen Methoden mit Cignolin und Salicyl-Vaseline in wechselndem Turnus. Bei dieser Behandlungsart hatten wir den Eindruck, daß die Patienten nach Folsäurebehandlung sehr schnell auf die Lokalbehandlung ansprachen und in einem wesentlich kürzeren Zeitraum durch die Lokalbehandlung wiederhergestellt wurden, als es sonst bei alleiniger Lokalbehandlung möglich war. Die durchschnittliche Lokalbehandlungszeit betrug 26,8 Tage, wobei in einem Falle nur 7 Tage notwendig waren, um den Patienten erscheinungsfrei zu machen. Die durchschnittliche Behandlungsdauer mit Folsäure und Lokalbehandlung betrug 63,5 Tage, die durchschnittliche Folsäuredosis 856,4 mg (Tab. 2).

Steinhoff gibt an, daß der Behandlungserfolg bei seinen Fällen im Durchschnitt nach 59 Behandlungstagen eintritt, d. h. nach einer Verabfolgung von 885 mg Folsäure. Bei Berücksichtigung der Ansprechbarkeit bestimmter Psoriasis-Typen auf die Folsäurebehandlung konnten wir nicht beobachten, daß die exanthematoiden Formen, bei denen im

---

[1] Leichtes Rezidiv nach 5 Wochen.

allgemeinen eine bessere Abheilungstendenz besteht, besser auf die Folsäurebehandlung ansprechen als die Psoriasis en plaques. Das Verhältnis von Psoriasis exanthematoides zu Psoriasis en plaques betrug 6:15, wobei von den exanthematoiden Formen bei alleiniger Folsäurebehandlung 2 abheilten, von den Psoriasis en plaques-Formen 4. Auch bezüglich der Dauer der Erkrankung vor der von uns durchgeführten Behandlung war kein Unterschied in der Ansprechbarkeit auf Folsäure festzustellen. Als Anfangsdosis wurde in allen Fällen, abgesehen von 2 Kindern, die 7,5 mg als Injektion täglich erhielten, 15 mg Folsäure täglich injiziert. Ein

Tabelle 2. *Folsäure- und Lokalbehandlung der Psoriasis*

| Alter | Behandlungsdauer (Tage) | | | Folsäure gesamt | Durchschnittliche | | Dosis Folsäure |
| | | | | | Gesamt- | Lokal- | |
Jahre	Folsäure	lokal	gesamt	mg	Behandlungsdauer Tage		mg
19, m	30	27 + Fs	57	1230			
39, m	40	31 + Fs	71	1875			
20, w	13	14 + Fs	41	715[1]			
46, m	21	27	48	450			
17, m	38	7 + Fs	45	1350	63,5	26,8	856,4
8, m	36	15	51	217,5			
35, w	110	21	135	1300[1]			
15, w	17	63	80	255			
76, w	14	29	44	315			

Unterschied zwischen der intramuskulären und der intravenösen Injektion wurde in der Wirkung nicht beobachtet. Wenn nach etwa vierwöchiger Behandlung mit 15 mg Folsäure täglich kein Effekt zu sehen war, wurde die Dosis auf 30 mg täglich erhöht, und zwar 15 mg als Injektion und 15 mg per os. Es kann angenommen werden, daß bei der peroralen Applikation die gleiche Wirksamkeit besteht, wie bei der parenteralen Applikation, da Folsäure bekanntlich auch bei anacidem Magen gut resorbiert wird. Dafür sprechen auch die guten Behandlungsergebnisse von Bommer und Steinhoff, die z. T. nur mit peroralen Gaben behandelten. Bei allen Fällen, die gut auf Folsäure ansprachen, setzte die Abheilungstendenz erst nach drei- bis vierwöchiger Behandlung ein. Sie zeigt sich in einem Nachlassen der Schuppung und Aufhellungszonen innerhalb der Psoriasis-Herde. Diese Beobachtung deckt sich auch mit der von Bommer und Steinhoff. Die Folsäure wurde in allen Fällen gut vertragen. Komplikationen, die bei hochdosierter Folsäurebehandlung auftreten können, sind in erster Linie Neuritiden, welche als relative Avitaminose der übrigen B-Vitamine gedeutet werden. In gleicher Weise kann man die Verstärkung der funiculären Myelose bei der Perniciosa nach Folsäure erklären, welche trotz Besserung des hämatologischen Befundes fast regelmäßig eintritt. Weidemann und Bisa beschreiben zentralnervöse Störungen durch Folsäure, die sie mit der Flimmermethode

---

[1] Rezidiv nach 14 Tagen. Nach Erhöhung der Dosis auf 30 mg/die Besserung.

nachweisen konnten. Allerdings sollen diese Störungen subjektiv unbemerkt verlaufen. Bei unseren mit Folsäure behandelten Patienten konnten keinerlei Komplikationen festgestellt werden.

Vergleichen wir die durchschnittlichen Behandlungszeiten der nur mit Folsäure Behandelten und der mit Folsäure und Lokaltherapie Behandelten mit den in den letzten Jahren an unserer Klinik festgestellten durchschnittlichen Behandlungszeiten bei Psoriatikern, die sowohl intern als auch lokal behandelt wurden, so scheint kein wesentlicher Unterschied zwischen der bisher geübten Methode und der Folsäurebehandlung zu bestehen (vgl. STEIGLEDER). Die durchschnittliche Behandlungsdauer der in den letzten 4 Jahren stationär behandelten Psoriasis-Fälle an der Frankfurter Klinik betrug sowohl bei interner als auch bei externer Behandlung zusammengesehen im Durchschnitt 6—8 Wochen. Es ist also kein Unterschied in der Behandlungsdauer zwischen den bisher geübten Methoden und der Folsäurebehandlung festzustellen. Weiterhin ist zu berücksichtigen, daß die Zahl der von uns Behandelten sehr klein ist und noch keine bindenden Rückschlüsse auf die Folsäurewirkung zuläßt. Auch sind wir uns im klaren, daß die Zahl von 30% abgeheilten Psoriatikern unter alleiniger Folsäure-Behandlung durchaus keine Besonderheit darstellt, da die gleichen Abheilungsquoten auch mit anderen internen Mitteln, wie Vigantol, Arsen u. a. erreicht werden konnten, zumal die Psoriasis schubweise verläuft und Patienten gerade in der Remissionsphase zur Behandlung kommen können und somit eine Heilung durch irgendein Medikament vortäuschen. Andererseits ist es nicht zu übersehen, daß Patienten, die längere Zeit mit Folsäure vorbehandelt wurden, sehr schnell auf die Lokalbehandlung ansprachen und erscheinungsfrei wurden. Diese Beobachtung konnte auch weiterhin von uns gemacht werden und wurde von anderen Behandlern bestätigt.

Wie der Wirkungsmechanismus der Folsäure sein könnte, ist uns noch unklar, zumal die Versorgung des Organismus mit Folsäure im allgemeinen ausreichend ist. Als einziger Folsäure-Mangelzustand ist die megaloplastische Anämie in der Schwangerschaft, die vorwiegend in den Tropen beobachtet wird, bekannt. Auch im Tier-Experiment ist eine Folsäure-Avitaminose schwer zu erzeugen. Außer der mit der Nahrung zugeführten Folsäure wird im Organismus genügend Folsäure aus der enteralen Bakterienflora gebildet. Die Rolle der Folsäure im intermediären Stoffwechsel ist außerordentlich vielseitig. Sie wirkt mit beim Umbau von Aminosäuren und damit Umbau von Eiweiß durch die Synthese von Glykokoll, Methionin, Histidin. Weiterhin hat sie eine indirekt lipotrope Wirkung, da sie bei der Synthese von Cholin und Methionin mitwirkt. Durch die Synthese von Thymin ist Folsäure an der Bildung der Nucleinsäuren, d. h. der Zellkerne beteiligt. Die bekannteste Wirkung der Folsäure am Aufbau des Zellkerns ist die Wirkung bei der perniziösen Anämie. Die Harnsäure und Kreatin-Synthese stehen in engem Zusammenhang mit dem Nucleinsäurestoffwechsel. Beide sind Endprodukte beim Abbau der Purine. — Folsäure-Antagonisten hemmen die Zellteilung. Der wichtigste Folsäure-Antagonist ist das Aminopterin (4-Amino-Folsäure), welches die Umwandlung von Folsäure in Citrovorumfaktor, die wahrscheinlich einzig biologisch aktive Form der Folsäure, hemmt. Daher wurde Aminopterin bei verschiedenen Leukosen erfolgreich als Cytostaticum angewandt. Es ist in diesem Zusammenhange interessant, daß von REES, BENETT und BOSTIK durch Aminopterin eine günstige Wirkung auf die Abheilung der Psoriasis beobachtet wurde. Die Autoren glauben, daß die Wirkung bei der Psoriasis auf einer Hemmung der Epithelproliferation beruhe, und zwar dadurch, daß die Umwandlung von Folsäure in den Citrovorumfaktor gehemmt wird und somit auch die Bildung der Nucleinsäuren, d. h. der Zellkerne. Diese für die Wirkung des Aminopterins sehr einleuchtende Erklärung verliert aber ihre Wirkung, wenn man berücksichtigt, daß mit Folsäure ähnlich gute Ergebnisse erzielt worden sind. Wir können sagen, daß uns damit ein weiteres Rätsel bei der Betrachtung der Pathogenese der Psoriasis aufgegeben wurde. Vielleicht können wir auch gar nicht erwarten, daß wir auf der Suche nach der Pathogenese der Psoriasis ein einheitliches Agens finden, welches für die Entstehung der Psoriasis verantwortlich zu machen ist. GANS glaubt, „daß die Psoriasis nicht eine Entität ist, d. h. sie nicht von einer einzigen Ursache abhängt." „Sie scheint vielmehr eine jener Hauterkrankungen zu sein, die sich entwickelt, weil eine disponierte Haut auf ganz verschiedene Reize mit der gleichen morphologischen Reaktion antworten kann."

Zusammenfassung

Von 21 Psoriatikern wurden 6 = fast 30% mit reiner Folsäurebehandlung abgeheilt, weitere 6 konnten soweit gebessert werden, daß eine indifferente Salbenbehandlung die Abheilung brachte. 9 Patienten wurden nach anfänglicher Folsäurebehandlung mit den klassischen Methoden lokal behandelt. Die Dauer der zur Abheilung notwendigen Lokalbehandlungszeit war wesentlich kürzer, als es sonst bei alleiniger Lokalbehandlung der Psoriasis notwendig war. Wir sind uns bewußt, daß auf Grund der kleinen Zahl der von uns bisher mit Folsäure behandelten Psoriatiker noch kein endgültiges Urteil über die Folsäurewirkung gefällt werden kann. Wir glauben aber, daß die von uns beobachtete günstige Wirkung der Folsäure bei der Psoriasis berechtigt, weitere Untersuchungen in dieser Richtung durchzuführen.

Literatur

BOMMER, S.: Zit. bei PFISTER, Ref. 77. Tagg. d. Südwestdeutsch. Dermatol. Vereinig. Hautarzt 11, 517 (1955).

GANS, O.: Hautarzt 5, 193 (1952).

REES, B., et al.: Arch. of Dermat. 2, 133 (1955).

STEIGLEDER, G. K.: Zit. bei PFISTER, s. o.

STEINHOFF, H.: Z. Haut- u. Geschlechtskrkh. 8, 229 (1955).

WEIDEMANN, J., u. K. BISA: Medizinische 1955, 1720.

Aussprache

Heite (Marburg):   Von den Psoriasispatienten, die an der Univ.-Hautklinik Marburg versuchsweise mit Folsäure behandelt wurden, sind zur Zeit 19 hinsichtlich des therapeutischen Erfolges zu beurteilen.   Zur Behandlung wurden täglich 15 mg Folsäure für einen Zeitraum über 2—3 Monate verordnet.   Bei der Erfolgsbeurteilung gingen wir von der Voraussetzung aus, daß ohne jede Behandlung etwa bei 40% der Pat. eine Besserung eintritt. Von einem therapeutischen Erfolg der Folsäuretherapie darf man also erst dann sprechen, wenn der Nachweis gelingt, daß unter dieser Behandlungsweise ein Erfolgsprozentsatz eintritt, der in statistisch gesicherter Weise sich über den Wert von 40% der Spontanbesserungen erhebt. Wir fanden bei 13 von 19 Patienten, d. i. 68,5%, eine eindeutige Besserung. Bei einem Krankengut von nur 19 Pat. ist eine statistische Sicherung gegenüber 40% bereits bei 63% erreicht. Demnach wäre also die Verbesserung des Erfolgsprozentsatzes gegenüber der Spontanheilungsquote von 40% als „statistisch gesichert" zu betrachten.

Es darf jedoch nicht unerwähnt bleiben, daß eine derartige formal-mathematisch-statistische „Sicherung" nicht überwertet werden darf. Es ist namentlich unter der Folsäuretherapie in einzelnen Krankheitsfällen außerordentlich schwierig, zu entscheiden, ob man den Pat. als „Besserung" werten soll oder nicht. In etlichen Fällen zeigte sich zwar ein deutliches Abheilen alter Herde; gleichzeitig traten aber kleinfleckige, wenig schuppende neue Herde an vielen Stellen des Körpers gleichzeitig auf. Dieser neue Schub unter der Folsäuretherapie verlief jedoch vielfach so blande, daß man am Zweifeln war, ob man von einer Besserung hinsichtlich der alten Herde oder von einem geringfügigen neuen Schub anläßlich wohl zahlreicher aber im einzelnen sehr geringfügiger Herde sprechen soll.

Man darf daher wohl zusammenfassend feststellen, daß die Folsäuremedikation bei langdauernder höherer Dosierung zweifellos in der Lage ist, den Ablauf der Psoriasis vulgaris zu beeinflussen, und daß es lohnend erscheint, diese Wirkung der Folsäure unter sauberen Versuchsbedingungen mit größerem Aufwand (Placebo; eins zu zwei-Versuche) zu untersuchen.

Spier-Röckl (München):   4 Kinder,   16 Frauen,   1 männl. Psoriasis-Pat. wurden stationär (19) 25—49 (75), durchschnittlich 35,3 Tage ohne und mit ganz überwiegend erst nach 2—3 Wochen einsetzender Lokaltherapie mit B_{11}-Marken-Präparaten, 3×5 mg p.o. oder 15 mg i.m. behandelt, darunter 6 Pat. mit *Formylfolsäure* (20 mg i.m./die), sowie 2 Pat. mit *Eryfol* je 4 cm³ i.m./die = je 20 mg Folsäure + 60 γ B_{12}, Hoffmann-La Roche). Gesamtdosis B_{11} bis 1,1 g. *Ergebnisse:* 2 Kinder (4, 13 J.) $^4/_5$ bzw. $^3/_5$, 1 Mann (seborrhoide Ps.) praktisch restlos abgeheilt, 2 Frauen sehr fraglich, 1 Frau deutlich beeinflußt. Keine Nebenwirkungen. *Beurteilung:* Echter therapeutischer Effekt in *Einzel*fällen gegeben. Quote befriedigender Wirkung ($\sim 15\%$) noch nicht gesichert, aber Annäherung an 30%-Quote anderer interner Pharmaka sehr fraglich. Additive oder gar potentierte Wirkung bei Lokal- + B_{11}-Behandlung nicht beobachtet. Etwaiger B_{11}-Effekt gegen Ende der 3. Woche einsetzend, kein Späteffekt durch B_{11}-Weiterbehandlung der bis zum etwa 20. Tag unbeeinflußten Patienten.

Funk (Regensburg):   20 Tabl. Folsan à 5 mg kosten 5,15 DM, 5 Amp. Folsäure à 15 mg = 1 cm³ kosten 5,55 DM.

Von seiten der Hersteller werden 2—4 mal täglich 1 Tabl. oder täglich 1 Ampulle empfohlen.

Neuerdings berichten die Vertreter der namhaftesten Firmen, daß etwa 30 mg pro Tag erforderlich wären. Deshalb meine Diskussionsbemerkung, daß das Problem der Folsäurebehandlung bei der Psoriasis noch nicht abgeklärt ist und aus Gründen wirtschaftlicher Verordnungsweise nicht für die Allgemein-Praxis empfohlen werden kann. Die Klärung müßte daher noch der Klinik oder der klinischen Ambulanz vorbehalten bleiben, um zu einem kritischen Urteil über Wert und Unwert zu kommen. Falsche Maßnahmen steigern die Begehrlichkeit der Kranken und steuern der Fehlentwicklung zu.

Aus der Hautklinik der Philipps-Universität Marburg a. d. Lahn
(Direktor: Prof. Dr. med. K. W. Kalkoff)

Zum heutigen Stand der Therapie der frühen und latenten Syphilis

Von

H.-J. Heite

Mit 7 Textabbildungen

Der heutige Stand der Syphilis-Therapie stellt eigentlich ein Kuriosum in der Geschichte dieser Krankheit dar, wenn man bedenkt, wie einheitlich die Auffassung über die zweckmäßige Behandlung und wie normiert die praktische Therapie vor etwa 10—12 Jahren waren; wie uneinheitlich und umstritten dagegen die heutigen Ansichten über Behandlungsart und ausreichendes Kurmaß sind. Diese Uneinheitlichkeit der Auffassung zwischen namhaften Syphilidologen des In- und Auslandes und die Empfehlung der verschiedensten Behandlungsmethoden und Kurschemen erschwert dem praktischen Arzt und Facharzt die Entscheidung über das notwendige therapeutische Vorgehen in einer früher nicht gekannten Weise.

Um im Widerstreit der verschiedensten Meinungen für die therapeutische Praxis in der Sprechstunde ein Resumé ziehen zu können, das dem jetzigen Stande der Forschung gerecht wird, erscheint es zweckmäßig, zwischen zwei Dingen zu unterscheiden:

1. Was auf Grund theoretischer Vorstellungen, von Tierexperimenten und Analogieschlüssen vermutet und „geglaubt" werden kann;

2. was man auf Grund exakter und bestätigter Erfolgsstatistiken an ausreichend langer Nachbeobachtungszeit als gesichertes Wissensgut betrachten darf.

1. Die verschiedenen Ansichten über zweckmäßige Lues-Therapie

Zunächst sei in Abb. 1 einmal zusammengestellt, welche Pharmaka man in den letzten 10 Jahren zur Therapie der frühen Lues für geeignet hielt

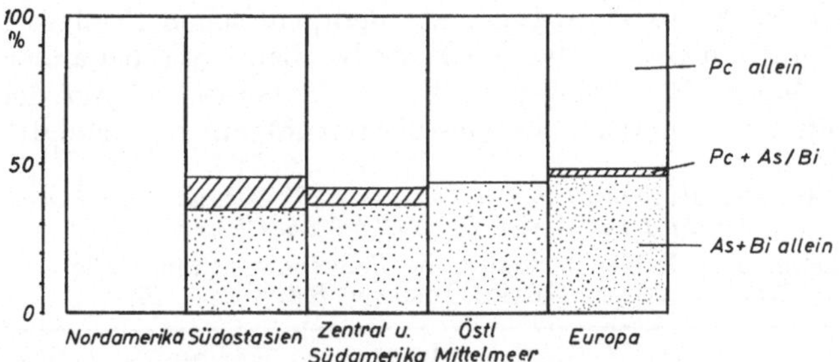

Abb. 1. Häufigkeit, mit der verschiedene Pharmaka in den letzten 10 Jahren zur Syphilis-Therapie Anwendung fanden [nach Zahlenangaben von Willcox, Guthe, Idsoe u. Reynolds (15)]

und wie häufig sie Anwendung fanden. Dabei stellt sich heraus, daß fast nur in Nordamerika die alleinige Penicillin-Behandlung sich durchgesetzt hat. In den übrigen Teilen der Welt glaubte ein erheblicher Prozentsatz

daran, daß kombinierte Salvarsan-Wismut-Kuren zweckmäßiger seien,
während ein wechselnd kleiner Prozentsatz Penicillin- und Arsen-
Schwermetall-Therapie kombinierte. Aber auch die Autoren, die sich für
die alleinige Penicillin-Behandlung entscheiden, sind durchaus unterschiedlicher Ansicht über die anzuwendende Kurzahl (Abb. 2). Während
man in Nordamerika glaubt, mit einer Kur auszukommen, ist ein
erheblicher Prozentsatz in vielen Teilen der Welt der Meinung, daß
man zumindestens eine „Konsolidierungskur" anschließen müsse;
namentlich in Europa ist die Zahl der Autoren nicht klein, die mehrere Penicillin-Kuren für zweckmäßig erachten. Aber auch die-
jenigen wiederum, die an eine einzige Penicillin-Kur als ausreichende Behandlung glauben, sind sehr unterschiedlicher Auffassung
über die anzuwendende Dosis (Tab. 1). Die Ansichten über die
ausreichende Penicillinmenge bei der Frühsyphilis schwanken etwa
zwischen 1,8—18 Mega (Abb. 3), wobei eine Häufung zwischen 4
und 6 Mega und eine zweite kleinere Häufung der Ansichten zwischen 8 und 12 Mega zu verzeichnen ist. Eine Entscheidung zwischen den vielen Behandlungsschemen, die in dieser Statistik der
„Glaubensbekenntnisse" enthalten sind, könnte nur durch den

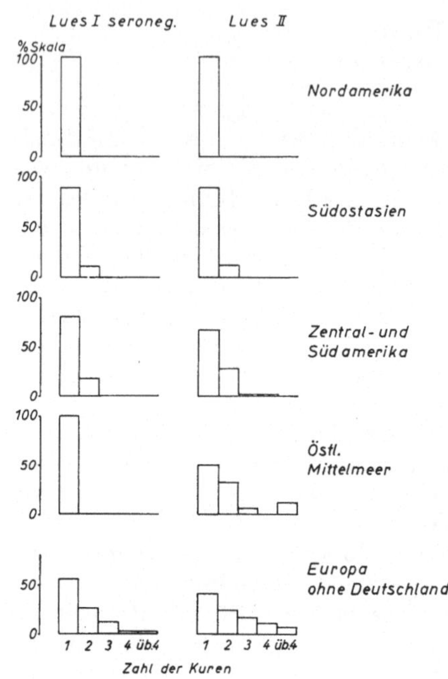

Abb. 2. Häufigkeit, mit der eine oder mehrere Kuren bei alleiniger Penicillin-Behandlung der Syphilis
in verschiedenen Teilen der Welt in den letzten
10 Jahren durchgeführt wurden [nach Zahlenangaben von WILLCOX, GUTHE, IDSOE u. REYNOLDS (15)]

eindeutigen Nachweis eines besseren therapeutischen Erfolges getroffen
werden. Nun besitzen wir bei der Syphilis ebenso wie bei anderen chronischen Infektionskrankheiten (z. B. der Tuberkulose und der Lepra)
kein verbindliches und eindeutiges Kriterium um die erfolgte Heilung

Tabelle 1. *Mittlere Penicillin-Dosis von 238 Behandlungsschemen
in verschiedenen Teilen der Welt bei Lues I und Lues II*

Die eingeklammerten Zahlen bedeuten die Penicillindosen im Falle einer Wieder-
holungskur. [Nach WILLCOX, GUTHE, IDSOE u. REYNOLDS (16).]

	I neg.	I pos.	II
Europa	7,2 (8,2)	7,5 (9,5)	7,8 (11,0)
Östliches Mittelmeer	6,0	6,4	6,5 (7,0)
Nord-Amerika	5,6	5,8	5,9
Südost-Asien	5,2	5,2 (5,4)	5,2 (5,4)
Zentral- und Südamerika. . . .	4,8	5,0	5,4 (5,6)

exakt festzustellen. Wir dürfen von einer Heilung der Syphilis erst dann sprechen, wenn sich nach vieljähriger Nachbeobachtung gezeigt hat, daß kein klinischer oder serologischer Anhalt für das Fortbestehen der Krankheit mehr vorhanden ist, d. h. wir den Patienten von der Syphilis „mangels Beweises freisprechen" können. Beweisend für den eingetretenen

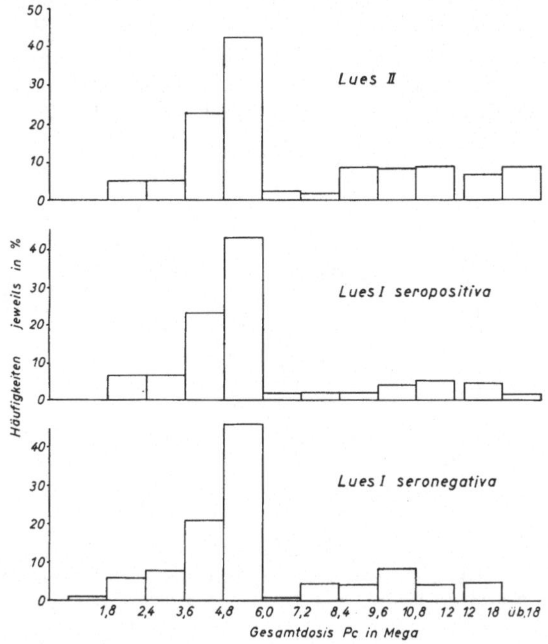

Abb. 3. Häufigkeit verschiedener Penicillin-Dosen bei 238 Behandlungsschemen bei Behandlung der Frühsyphilis [nach Zahlenangaben von WILLCOX, GUTHE, IDSOE u. REYNOLDS (*15*)]

Heilerfolg ist nach DEGOS (*5*) nur das Freibleiben von luischen Erscheinungen nach einem Zeitraum von 15—20 Jahren. Für einen solchen Freispruch mangels Beweises ist jedoch die Nachbeobachtungszeit für die penicillinbehandelte Syphilis noch etwas zu knapp.

2. Gesicherte Erkenntnisse über die Lues-Behandlung

Es ist bezeichnend, daß man sich nach Einführung des Penicillins in die Syphilis-Therapie erneut mehrfach mit der Frage beschäftigt hat, welche Erfolgschance die altbewährte kurenweise Durchführung einer Salvarsan-Wismut-Behandlung, wie sie z. B. in dem sog. „Bonner Kursystem" niedergelegt wurde, zeitigt. Da die Arsenobenzol-Wismut-Behandlung der Frühsyphilis in vielen Teilen der Welt, besonders in Europa, in einheitlicher normierter Weise durchgeführt wurde, konnte in verschiedenen Ländern ein großes einheitlich behandeltes Krankengut nachuntersucht werden. Übereinstimmend wird bei der primären und sekundären Syphilis von BOHNSTEDT (*2*) in Deutschland und BURKHARD (*3*) in der Schweiz sowie von DEGOS (*6*) in Frankreich über 99% Erfolge nach einer Nachbeobachtungszeit von 5 Jahren und weit darüber hinaus berichtet. Besonders hervorzuheben sind die von Degos 1950 durchgeführten Nachuntersuchungen an 2649 Patienten, von denen 99,74% 8—20 Jahre nach der Infektion als geheilt befunden wurden.

Die Einwände gegen die Arsenobenzol-Wismut-Behandlung richten sich nicht etwa gegen ihre mangelnde Wirksamkeit, sondern gegen die Toxicität der Arsenpräparate und die lange Dauer der Behandlung, die zahlreiche Patienten säumig werden läßt. Der imponierende Heilungsprozentsatz von über 99% erweist sich als Theoreticismus, da man aus der praktischen Erfahrung weiß, daß ein Großteil der Patienten die für

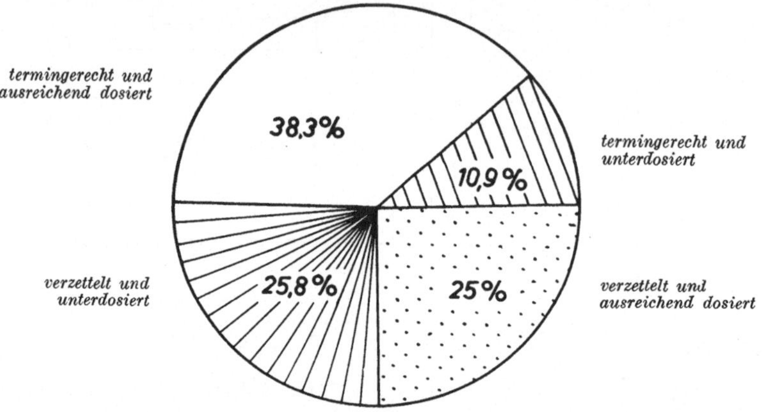

Abb. 4. Häufigkeit und Art „unzureichender" Lues-Behandlung gegenüber den Forderungen des Bonner Kursystems bei 368 Patienten [nach Moncorps, Heite u. Ebel (12)]

diese Erfolgsquote notwendigen Kuren doch nicht regelmäßig durchführt. So berichtet z. B. Gay-Prieto (7) aus Spanien von 73% unvollständig behandelter Patienten; Thomas (15) berichtet aus New York von 43% mangelhaft behandelten und 64% mangelhaft nachkontrollierten Syphilitikern. Die Häufigkeit unzureichend durchgeführter Salvarsan-Wismut-Behandlung betrug nach eigenen Untersuchungen (12) in Westfalen im Zeitraum 1945—50 (Abb. 4) etwa 38%. Untersucht man die Gründe, die zu einer gegenüber den Forderungen des Bonner Kursystems als unzureichend zu bezeichnenden Behandlung führten (Abb. 5), so erweist sich die Säumigkeit des Patienten (52%) als die häufigste Ursache; von besonderer Bedeutung ist ferner der Anteil von 18,5%, bei dem die Ursache in einer Salvarsan-Unverträglichkeit liegt. Die alte Forderung nach einer wirksamen *Schnell*behandlung der Syphilis hat daher durchaus ihre Berechtigung.

Erinnert sei daran, daß bereits ab 1935 in Nordamerika in großem Stil in zahlreichen sog. Schnellbehandlungszentren eine Kurzbehandlung der Syphilis mit hohen Dosen von Arsinoxyden in Kombination mit Wismut versucht wurde. Diese Behandlungsmethode hat sich nicht durchsetzen können, einmal wegen der hohen Versagerquote, zum anderen wegen der durch die Toxicität der Arsinoxyde bedingten hohen Anzahl gefährlicher, nicht selten sogar tödlichen Nebenwirkungen [vgl. Böhm (*1*)]. Das Penicillin wurde etwa zu dem Zeitpunkt in die Syphilis-Therapie eingeführt, als man erkennen mußte, daß die Arsinoxyd-Wismut-Kurzbehandlung ein Mißerfolg war. Durch diese historische Entwicklung wird verständlich, warum sich bevorzugt in Nordamerika — sehr im Gegensatz zu Europa — die Penicillin-Behandlung der Syphilis so ungemein schnell ausbreitete und vorwiegend in Form einer Kurzbehandlung Anwendung fand.

Über die tatsächlichen Erfolge der Penicillin-Kurzbehandlung der Frühlues läßt sich deshalb nichts Verbindliches aussagen, weil wir kein

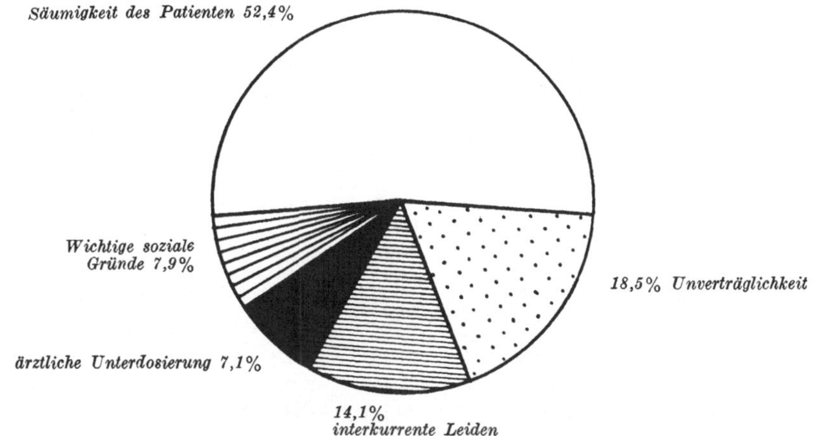

Abb. 5. Gründe für unzureichende Lues-Behandlung bei 227 Patienten
[nach Moncorps, Heite u. Ebel (*12*)]

geeignetes Kriterium für die Heilung der Lues besitzen und eine ausreichend lange Nachbeobachtungszeit noch nicht vorliegt. Wir sind daher darauf angewiesen, Ersatzkriterien heranzuziehen, von denen wir hoffen, auf eine Abtötung der Treponema pallida mit mehr oder weniger großer Sicherheit schließen zu können. Am leichtesten greifbar ist das Verhalten der Seroreaktionen, weshalb die meisten Erfolgsstatistiken an diesem Ersatzkriterium eine vorläufige Beurteilung der Behandlungsergebnisse versuchen. Bei der Bewertung ist jedoch zu berücksichtigen, daß das Abklingen der Seroreaktionen nicht nur mit der Krankheitsdauer schwankt, sondern auch durch die Art der angewandten Seroreaktionen bestimmt wird. Dies zeigt sich deutlich z. B. an Untersuchungen bei je 100 Patienten mit Lues I seropositiva und Lues II durch Cutler, Chester und Price (*4*) (Abb. 6). Offenbar ist die Lipoidantikörper*bildung* individuell außerordentlich verschieden. Es nimmt daher nicht wunder, wenn auch das *Abklingen* des Antikörpertiters nach einer ausreichenden und zur definitiven Heilung führenden Behandlung sehr unterschiedlich schnell erfolgt. Stellt man nun zusammen, mit welcher Häufigkeit serologische „Versager" nach meist 12—18 monatiger Nachkontrolle in Abhängigkeit von der Behandlungsdauer einerseits und

der verabreichten Penicillindosis andererseits beobachtet werden (*11*),
so ergibt sich etwa die in Abb. 7 schematisch dargestellte doppelt ge-
krümmte Dosis-Zeit-Wirkungsfläche. Rückschlüsse auf den tatsächlich
erreichten Behandlungserfolg sind hieraus kaum möglich. Für unsere
Urteilsbildung über eine zweckmäßige Penicillinbehandlung ist diese

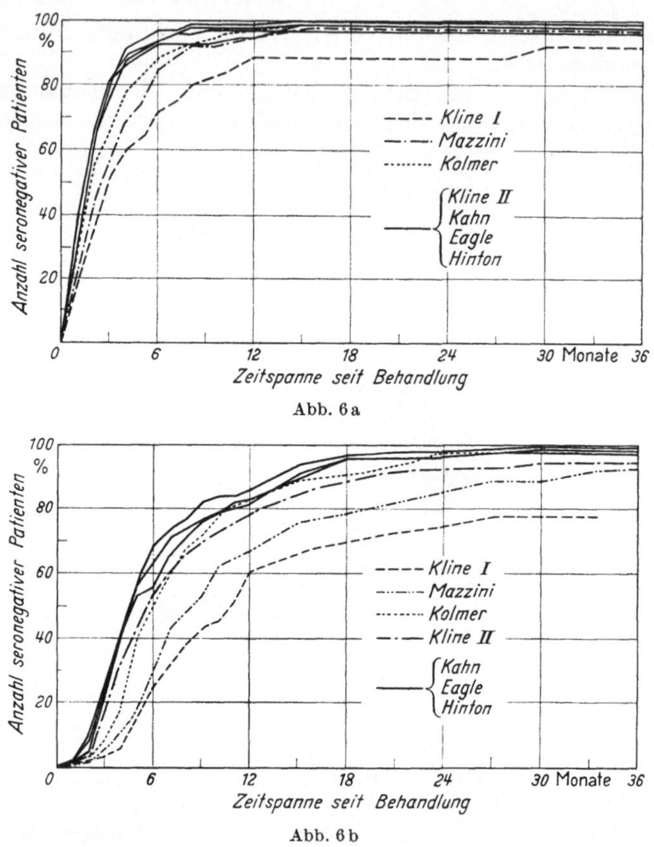

Abb. 6a

Abb. 6b

Abb. 6a u. b. Abklingen von 7 standardisierten klassischen Seroreaktionen bei je 100 Fällen von
Lues I seropositiva (a) und Lues II (b) nach einer Penicillin-Kur [nach CUTLER, CHESTER u. PRICE (*4*)]

Darstellung nur insofern interessant, als eine Aussage darüber möglich
wird, welche Penicillindosis bzw. Behandlungszeit sicherlich unzureichend
ist. Man kann der Darstellung (Abb. 7) und weiteren derartigen Erfolgsstatistiken etwa entnehmen, daß eine Dosis unter 2 Mega und eine Behandlungszeit von kürzer als 3—4 Tagen zu einem Anstieg der serologischen Versagerquote führt und sich dadurch mit Sicherheit als unzu-
reichendes Behandlungsschema erweist.

Unterschiedliche Auffassungen herrschen besonders über die Beurteilung jener Fälle, bei denen ein kontinuierliches Absinken des Lipoid-
antikörpertiters auf niedrige Werte vermißt wird. Dabei stehen sich

2 gegensätzliche Anschauungen gegenüber: Während z. B. Schoch (*14*) meint, daß man diese Fälle keinesfalls als Penicillinversager werten dürfe, da man meistens die Promiskuitätsquote unterschätze und sich hinter diesen sog. Versagern zahlreiche Reinfektionen verbergen, vertritt z. B. Degos (*5, 6*) den gegensätzlichen Standpunkt; er meint vielmehr, daß sich hinter den sog. Reinfektionen zahlreiche therapeutische Versager verbergen. Da es in der Praxis nur in seltenen Fällen möglich ist, eindeutig zwischen Reinfektion und therapeutischem Versager zu unterscheiden, konnten die Anhänger der einen und der anderen Anschauung ihre Gegner nicht vollends überzeugen.

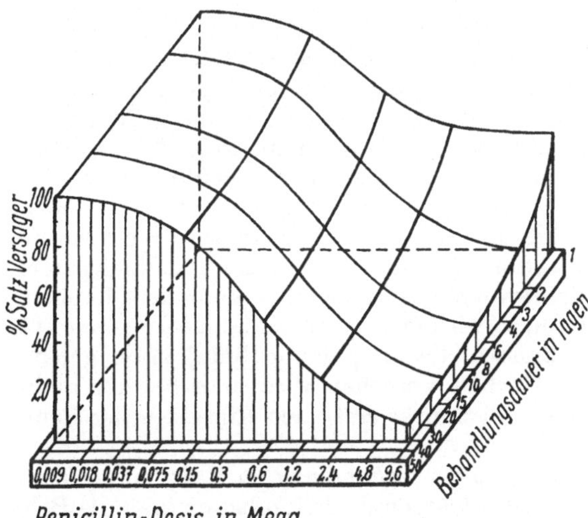

Abb. 7. Schematische Darstellung der serologischen Versagerquote bei der Penicillin-Behandlung der Frühsyphilis als Zeit-Dosis-Wirkungsfläche [nach Moncorps u. Heite (*11*)]

Auch die Frage, ob eine Verbesserung der therapeutischen Erfolge durch Kombination mit Arsenobenzolen oder Wismut oder beiden möglich ist, bleibt zunächst umstritten. Man darf nur festhalten, daß bisher der einwandfreie Nachweis einer Verbesserung der therapeutischen Erfolge durch die Kombinationsbehandlung nicht geglückt ist. Die einzige Ausnahme hiervon ist, soweit ich sehe, ein Bericht von Périn, Sissmann und Mitarbeitern (*13*), der bei einem besonderen Krankengut — es handelt sich ausschließlich um Prostituierte — am Test des Abklingens der Seroreaktionen eine wesentliche Verbesserung durch die Kombination mit Wismut nachweisen konnte. Allerdings dürfte es sich hier um ein Krankengut handeln, das in besonders hohem Maße reinfektionsgefährdet ist; es liegt daher auf der Hand, anzunehmen, daß das bessere Abklingen der Seroreaktionen bei Kombinationen mit Wismut durch das Unterdrücken von Reinfektionen entstanden ist. Auch Kolmer (*10*) berichtet von geringerer Reinfektionshäufigkeit nach As-Bi-Therapie (0,5%) als nach reiner Penicillinbehandlung (3—18%).

3. Schlußfolgerungen für das praktische therapeutische Vorgehen in der Sprechstunde

Versucht man aus den gesichert vorliegenden und allgemein anerkannten Erkenntnissen ein Resumé für das praktische Verhalten in der Sprechstunde zu ziehen, wird man zweckmäßigerweise unterscheiden zwischen:

1. Beginn der Behandlung,
2. Durchführung der 1. Kur,
3. Nachkontrolle,
4. Frage weiterer Kuren.

Bei *Beginn der Behandlung* der Frühlues kann es erstrebenswertes Ziel sein, die Infektiosität möglichst schnell zu beseitigen. In diesem Falle wird man sofort nach Diagnosestellung ein auch in hoher Anfangsdosis möglichst verträgliches Antisyphiliticum zuführen. Hierfür eignet sich das Penicillin besser als die Arsenobenzole. Man wird daher die erste Kur mit der Injektion von 1,2 Mega Penicillin beginnen. Man nimmt dabei in einem erheblichen Prozentsatz der Fälle die bekannte HERXHEIMERsche Reaktion in Kauf. Legt man aber Wert darauf, die HERXHEIMERsche Reaktion zu mindern oder sogar vollständig zu unterdrücken, was bei Kreislaufkranken und vegetativ besonders Labilen gelegentlich wichtig sein kann, so wird man zunächst einige Tage mit Wismut behandeln und erst danach die erste Penicillininjektion geben. Bei einem solchen therapeutischen Vorgehen wird man bewußt in Kauf nehmen müssen, daß die Infektiosität erst nach Einsetzen der Penicillinbehandlung schwindet.

Bei der *Fortsetzung der Behandlung* im Rahmen der ersten Kur wird man sich von dem Gesichtspunkt leiten lassen, daß die Behandlungszeit als auch die Penicillin-Gesamtdosis ausreichend weit von der als unzureichend erkannten Grenzdosis von 2 Mega und Mindestbehandlungszeit von 3—4 Tagen entfernt liegt. Wenn man etwa mit dem Sicherheitsfaktor 4 arbeiten will, würde man zu der Faustregel kommen, daß die erste Kur nicht unter 9 Mega Penicillin dosiert sein und nicht weniger als 15 Tage dauern soll. Bei der Wahl der Einzeldosen Penicillin wie auch der zeitlichen Abstände zwischen den Injektionen ist es keineswegs erforderlich, sich von einem sog. ,,eutherapeutischen'' Blutspiegel leiten zu lassen. Die minimale wirksame Blutkonzentration für Penicillin bei der Syphilis-Behandlung ist unbekannt; sie wird vermutet bei einer Konzentration von 0,03 E pro cm³ Serum (*10*). Andererseits ist durch Untersuchungen an der Mäuserecurrens [HEITE (*9*)], als auch bei der Kaninchensyphilis (*10*) bekannt, daß die therapeutische Aktivität 12—24 Std. länger erhalten bleibt, als das Penicillin im Blut nachweisbar ist. Auf Grund der bisher publizierten Statistiken über die Geschwindigkeit und die Häufigkeit des Abklingens der Seroreaktionen nach Penicillinbehandlung findet sich kein Anhalt dafür, daß die kontinuierliche Aufrechterhaltung eines nachweisbaren Penicillinblutspiegels bessere Erfolge liefert, als wenn der Penicillinblutspiegel zwischen 2 Injektionen auf unmeßbare Werte absinkt. Man wird das therapeutische Vorgehen daher durch pragmatische Gesichtspunkte bestimmen lassen und etwa 2 oder 3 „Spritztage" in der Woche durchführen, d. h. mit 2—3 bzw. 3—4 tägigem Abstand die einzelnen Injektionen durchführen. Als geeignete Präparate können ölsuspendierte Procainpenicilline mit Aluminiummonosterat-Zusatz genannt werden, ferner N,N'-Dibenzyl-äthylendiamin-di-Penicillin-haltige Präparate, in Deutschland bisher nur als „Tardocillin compositum" handelsüblich. Injiziert man z. B. 2 mal in der Woche die Einzeldosis von 0,75 Mega, so wird man die Gesamtdosis von 9 Mega in 6 Wochen erreichen; wünscht man die Behandlungszeit abzukürzen, so kann man die Zahl der Injektionen auf 3 in der Woche vermehren oder die Penicillindosis erhöhen; bei einer Verdoppelung würde man etwa 9 Mega in 3 Wochen applizieren. Unterschiede in der Wirksamkeit zwischen diesen skizzierten möglichen Behandlungsverfahren haben sich bisher nicht nachweisen lassen.

Die *serologische Nachkontrolle* nach Abschluß der ersten Kur hat den Zweck, zu prüfen, soweit es an diesem Ersatzkriterium möglich ist, ob das therapeutische Ziel der Vernichtung der Treponemen erreicht wurde, oder ob sich Verdachtsmomente ergeben, daß ein treponematöser Reiz fortbesteht. Dieser Zweck kann nur erreicht werden, wenn alle behandelten Patienten ausreichend lange nachbeobachtet werden, d. h. zunächst in einmonatigem Abstand, nach etwa einem halben Jahr in 2—3 monatigen Abständen die Seroreaktionen kontrolliert werden. Dabei muß mindestens eine Reaktion quantitativ ausgewertet werden. Über diese Forderung ausreichend langer Nachbeobachtung unter quantitativer Kontrolle der Seroreaktionen herrscht allgemeine Einigkeit. Die Serokontrolle ist so lange fortzusetzen, bis der Lipoidantikörpertiter schneller oder langsamer abgeklungen ist. Hierzu wird bei etlichen Patienten gelegentlich eine Zeitspanne bis zu 2 Jahren und darüber benötigt. Die Notwendigkeit einer häufigen und ausreichend langen serologischen Nachkontrolle macht grundsätzlich das Prinzip der Schnellbehandlung illusorisch. Es ist daher Ermessensfrage, ob man bis zu einem etwaigen Wiederanstieg der Seroreaktionen warten soll oder ob man bei dem ohnehin zur Nachkontrolle bestellten Patienten nach einem Intervall von etwa 4—6 Wochen für alle Fälle eine „Konsolidierungs-Kur" durchführen soll. Eine erneute Behandlung ist unbedingt notwendig und nach einheitlicher Auffassung aller Syphilidologen unwidersprochen erforderlich, wenn der Lipoidantikörpertiter eindeutig wieder ansteigt. Es ist dies entweder das Zeichen einer Reinfektion oder eines drohenden klinischen Rezidivs.

An der Marburger Universitäts-Hautklinik gehen wir bei der Behandlung der Frühsyphilis nach der MONCORPSSCHEN Konzeption (*11*) vor, indem wir das Penicillin insofern in das bewährte Bonner Kursystem einbauen, als das Salvarsan in einzelnen oder sämtlichen Kuren durch das Penicillin ersetzt wird. Wir führen sechswöchige Penicillin-Kuren durch, wobei wöchentlich 2 × 0,75 Mega ölsuspendiertes Procainpenicillin injiziert werden. Gleichzeitig geben wir ein Wismutpräparat, wobei wir, um eine doppelte Injektion zu vermeiden, das ölsuspendierte Depotpenicillin mit dem Präparat „Bismogenol" als Mischspritze (*8*) injizieren. Nach Abschluß der ersten stets mit Penicillin durchgeführten Kur lassen wir im Intervall von 4 Wochen eine zweite Kur, nach 6 Wochen eine dritte Kur und dann im Abstand von 10—12 Wochen weitere Kuren folgen, so lange, bis der Lipoidantikörpertiter abgeklungen ist. Die 3. oder 4. Kur pflegen wir unter bewußtem Wechsel des Chemotherapeuticum mit Spirotrypan durchzuführen. Wir halten an dieser Behandlung, die möglicherweise über das therapeutisch unbedingt Notwendige weit hinausgeht, so lange fest, bis Erfolgsstatistiken vorliegen, die nicht nur am Test abklingender Seroreaktionen, sondern an ausreichend langer Nachbeobachtung eines ausreichend großen Krankengutes einwandfrei erweisen, daß eine kürzere Behandlung (etwa eine einzige Penicillinkur) und ohne Kombination mit der bewährten Schwermetalltherapie zu ebenso guten Ergebnissen führt, wie das langdauernde Bonner Kursystem kombinierter Arsenobenzol-Wismut-Kuren. Da seit der Einführung kristallisierter und ausreichend thermostabiler Depotpenicilline eine Zeit von bald 10 Jahren verstrichen ist, steht zu erwarten, daß solche Erfolgsstatistiken in wenigen Jahren vorliegen werden. Erst dann halten wir den Zeitpunkt für gegeben, um die bisherige Behandlungsweise gegebenenfalls einer Revision zu unterziehen.

4. Das Problem der Seroresistenz

Ein besonderes Problem stellen noch jene Fälle von Frühsyphilis dar, bei denen ein ausreichendes Abklingen der Seroreaktionen nicht eintritt. Während man bei fortschreitend, wenn auch langsam abklingendem Lipoidantikörpertiter „beruhigt" sein kann, da sich eine Reinfektion oder ein drohendes klinisches Rezidiv rechtzeitig in einem Wiederanstieg des Titers anzeigen wird, sind wir bei unverändert hochbleibendem Antikörpertiter nicht in der Lage, eine verbindliche Beurteilung des Krankheitsfalles durchzuführen. Wir wissen in einem solchen Falle nicht, ob der unverändert hohe Serumtiter darauf beruht, daß nach chemotherapeutischer Vernichtung der Treponemen das reticuloendotheliale System Antikörper weiterbildet, oder ob der treponematöse Reiz andauert, etwa ausgehend von Restherden im Körper. In diesem Falle bleibt mangels eines geeigneten Kriteriums zur Beurteilung des Krankheitszustandes nichts weiter übrig, als sicherheitshalber zunächst weitere Kuren durchzuführen. Dabei wird man — in Analogie zu anderen Infektionskrankheiten — das Chemotherapeuticum gelegentlich wechseln, z. B. abwechselnd Penicillin- bzw. Spirotrypan-Kuren, beide kombiniert mit Wismut durchführen. Wann man mit dem Bemühen, die Seroreaktionen zum Abklingen zu bringen, aufhören soll, ist Ermessensfrage. Interessant ist, daß ein so guter Kenner und Anhänger des Penicillin-Einkurensystems der Frühsyphilis wie Kolmer (10) für diese seroresistenten Fälle den Standpunkt vertritt, daß jährlich 2 Kuren bis zur Gesamtzahl von etwa 10 Kuren durchgeführt werden sollten. Erst dann wird man sich mit Begriffen wie „Lues latens seropositiva satis curata" oder „serologischer Narbe" zufriedengeben.

Erwähnt sei am Rande, daß auch der Treponema pallidum-Immobilisierungstest (TPI-Test) nach Nelson dies Problem einer Seroresistenz nicht einer Lösung näherbringen konnte. Auch das Persistieren spezifisch gegen die Treponemen gerichteter Antikörper kann entweder auf einem fortdauernden treponematösen Reiz oder nur darauf beruhen, daß, analog anderen Infektionskrankheiten (z. B. Typhus usw.), das reticuloendotheliale System über viele Jahre weiterhin Antikörper bildet. Der Unterschied z. B. gegenüber dem Typhus besteht jedoch darin, daß das Restieren von Treponemen in einem erheblichen Anteil der Fälle zu dem Auftreten tertiärer syphylitischer Erscheinungen führt, die zu verhindern die vornehmste Aufgabe der Erkennung und Behandlung der Frühsyphilis darstellt.

Zusammenfassung

1. Einleitend wird kurz dargestellt, welche verschiedenen Behandlungsmethoden der Frühsyphilis in den letzten 10 Jahren in verschiedenen Teilen der Welt üblich waren, und wie häufig die einzelnen Methoden Anwendung fanden.

2. Es wird der Versuch unternommen, aus der Fülle von theoretischen Vorstellungen und Analogieschlüssen, die zur Propagierung dieser oder jener Behandlungsmethoden führen, die gesicherten und allgemein anerkannten Erkenntnisse herauszuschälen.

3. Auf Grund des gesicherten Wissens- und Erfahrungsgutes wird eine therapeutische Mindestforderung aufgestellt und ergänzend die im Ermessen des einzelnen liegenden Variationsmöglichkeiten aufgezeigt.

Literatur

1. BÖHM, C.: Med. Klin. **1949**, 417.
2. BOHNSTEDT, R. M.: Dermat. Wschr. **120**, 593 (1949).
3. BURKHARD, W.: Dermatologica (Basel) **99**, 273 (1949).
4. CUTLER, J. C., B. J. CHESTER and E. V. PRICE: Amer. J. Syph. **37**, 514 (1953).
5. DEGOS, R.: Diskussion zu BOLGERT u. Mitarb. Bull. Soc. méd. Hôp. Paris Ser. **4**, 268 (1954).
6. — Rev. Praticien **1953**, 2031.
7. GAY-PRIETO, J.: Zbl. Hautkrkh. **89**, 100 (1954).
8. HEITE, H. J.: Dermat. Wschr. **123**, 529 (1951).
9. — Vortrag auf Gemeinschaftstagung der Nordwestdeutschen und Berliner Dermatologischen Gesellschaft 12./13. 6. 1954 in Berlin.
10. KOLMER, J.: Ann. New York Acad. Sci. **59**, 214 (1954).
11. MONCORPS, C., u. H. J. HEITE: Dermat. Wschr. **124**, 858 (1951).
12. — — u. W. EBEL: Hautarzt **3**, 58 (1952).
13. PÉRIN, L., R. SISSMANN, J. SENGHOR et J. E. VIM: Bull. Soc. franc. Derm. **59**, 258 (1952).
14. SCHOCH, A. G.: Arch. of Dermat. **65**, 714 (1952).
15. THOMAS, E. W.: Amer. J. Syph. **38**, 531 (1954).
16. WILLCOX, R. R., T. GUTHE, O. IDSOE and F. W. REYNOLDS: Amer. J. Syph. **38**, 388 (1954).

Aussprache

FEGELER (Münster): Im Gegensatz zum Vortragenden glaubt FEGELER, daß wir im Nelsontest eine Möglichkeit haben, die Heilung einer Syphilis sicher zu beurteilen. Frage: Wurde zur Beurteilung der Behandlungsergebnisse der Lues der Ausfall des Nelsontestes herangezogen?

Schlußwort. Heite (Marburg/Lahn): Die Gründe, weshalb auch der Nelsontest zu keiner anderen Beurteilung der Behandlungsergebnisse der Lues führen
kann, wurden bereits eingehend dargelegt. Es sei deshalb noch einmal herausgestellt, daß wir in dem Nachweis von Reaginen oder von spezifischen Antikörpern
serologische Reaktionen besitzen, die uns wohl anzeigen, ob man mit einer anti-
luetischen Behandlung zu *beginnen* hat; nicht jedoch, wann man mit der Behandlung *aufhören* darf.

Aus der Universitäts-Hautklinik Heidelberg (Vorstand: Prof. Dr. W. Schönfeld)

Die Behandlung des Lichen ruber planus mit innerlichen und intravenösen Gaben von Vitamin D₃

Von

W. Braun

Mit 4 Textabbildungen

Erst kürzlich haben Spier und Thies ausführlich über die ,,Klinik
und Therapie des Lichen ruber" berichtet. Sie haben dabei die wichtigsten Behandlungsarten kritisch gesichtet und eigene Erfahrungen mit
Isonicotinsäurehydrazid (INH), Solarson, Symprocain, Röntgenbestrahlungen usw. mitgeteilt. Zusammenfassend stellten sie fest: Solarson
(bzw. andere As-Verbindungen) ist neben der Grenzstrangbehandlung
nach Pautrier noch immer die wirksamste Therapie des Lichen ruber
(L.r.).

Auch Schönfeld bezeichnet das Arsen noch als ,,Specificum" der
L.r.-Behandlung und an der hiesigen Hautklinik konnten die guten Erfolge innerlicher As-Gaben bestätigt werden. Man sollte aber mit der
Verordnung von Arsen bei dessen nachweisbaren cancerogenen Eigenschaften doch nach Möglichkeit zurückhaltend sein. Bestärkt wird man
in dieser Einstellung durch eigene klinische Erfahrungen und Berichte,
wie der von Sommers und McManus, welche den Zusammenhang zwischen As-Einnahme und krebsiger Entartung der Haut und innerer Organe — wenn auch bei langer (Durchschnitt 24 Jahre) Latenzzeit —
deutlich werden lassen. Ganz abgesehen davon, wird Arsen innerlich in
seinen verschiedensten Verschreibungsarten schon während der Kur nicht
immer gut vertragen. Außerdem bleiben ungefähr $^1/_4$ der mit As (Solarson) behandelten L.r.-Kranken unbeeinflußt (bei Spier und Thies von
41 Patienten 11). Nicht selten kommt es unter Arsen zu einer vermehrten
Aussaat des L.r. Diese Gründe haben uns veranlaßt, in den letzten
3 Jahren die meisten unserer L.r.-Kranken mit Vitamin D₃ in hohen
Dosen zu behandeln.

Charpy (unabhängig davon auch Bureau und Clément-Simon) hatte bereits
1946 auf gute Erfolge seiner Vitamin D-Therapie hingewiesen. In 8 Fällen konnte
er eine ,,extrem schnelle Heilung" beobachten. Auch Löhe (1949) erwähnt die
schnelle Rückbildung der Hauterscheinungen und eine gelegentlich schlagartige
Besserung des Juckreizes. Prosser und Vosicky (1950) verfügten über einzelne
günstige Beobachtungen, dabei gelang es unter anderem, durch Umspritzung eines
Einzelherdes den quälenden Juckreiz völlig zu beseitigen. Über ein größeres

Krankengut berichteten Pascher und Mitarbeiter (1949). Von 14 Kranken mit
L.r. wurden 3 geheilt, 5 gebessert, 5 blieben unbeeinflußt und 1 wurde verschlech-
tert, bei täglichen Einzelgaben von 100000—150000 E Vitamin D$_2$. Dabei wird die
Abheilung eines bullösen L.r. als „dramatisch" bezeichnet. Riehl sah einen
„deutlichen, aber nicht allzu prompten Erfolg bei einem Lichen ruber verrucosus".
Strakosch war die Rückbildung des L.r. (6 Kranke) mit 3mal täglich 500000 E
Vitamin D (Drisdol) bei einer Kurdauer von 3 Monaten zu langsam. Durch zusätzliche Injektionen von Schwermetall (Bi, Hg) kam es zur schnellen Abheilung.
Spier und Thies behandelten 12 Patienten mit 2mal wöchentlich 15 mg Vitamin D
i.m. bis zu einer Gesamtmenge von 200 mg. Ergebnis: 2 geheilt, 2 gebessert,
5 unbeeinflußt, 3 noch nicht beurteilbar.

Unsere *eigenen Erfahrungen* betreffen 40 Kranke (13 Frauen und
27 Männer) mit L.r. Das Durchschnittsalter betrug bei den Männern
44 Jahre (von 22—63), bei den Frauen 43 Jahre (von 25—60). Das klinische Bild des L.r. war sehr vielgestaltig. Vom einzelnen Mundschleim-
hautherd bis zur exanthematischen Aussaat waren alle Übergänge vorhanden. Verrucöse Herde ($^1/_5$ der Fälle) waren meist an den Unterschenkeln, 2mal an den Händen feststellbar. Einmal fanden wir Hand-
teller und Fußsohlen stark befallen, bei einem Kranken war es zu einer
halbseitig segmentären Anordnung am Brustkorb (D$_5$—D$_6$) gekommen.
Die überwiegende Anzahl der Untersuchten hatte den L.r. nicht länger
als 3 Monate, wohl aber waren 6 bereits über 2 Jahre daran erkrankt,
davon einer 22 Jahre. Diese alten Herde saßen meist (3mal) an den
Unterschenkeln, einmal am Oberschenkel, einmal am Scrotum und einmal am Stamm und in den Leisten. Die meisten Kranken waren ander-
wärts bereits erfolglos mit äußerlichen Mitteln, mit Röntgenbestrahlungen, aber auch mit Arsen vorbehandelt, einige unter Verkennung des
Krankheitsbildes.

Unsere *Behandlung* bestand in Gaben von 3mal wöchentlich einer Tablette zu
5 mg Vitamin D$_3$[1]. Sie wurde durchgeführt unter den von der Vigantolverabfolgung
bei der Hauttuberkulose bekannten Vorsichtsmaßnahmen mit sorgfältiger Beobachtung des Allgemeinbefindens, des Körpergewichts, der Urinbefunde, des Blut-
druckes und der Blut-Ca-Werte. Nebenerscheinungen wurden bisher nicht
beobachtet.

Das *Ergebnis* der Vitamin D$_3$-Behandlung war folgendes: Von
40 Kranken wurden 28 geheilt, 8 wesentlich gebessert, 4 blieben unbeeinflußt. Bei einem der Versager kam es zur verstärkten Ausbreitung
der Hauterscheinungen, ohne sichtbaren Rückgang der schon vorhandenen (s. Abb. 1—4).

Die *Dauer der Behandlung* betrug $1^1/_2$—7 Monate. Die Abheilung
erfolgte durchschnittlich in nicht ganz 4 Monaten. Der *Juckreiz* war
meist nach 4 Wochen — selten schon eher — abgeklungen. Er konnte aber
auch nach 2—3 Monaten noch anfallsweise gering auftreten, in den nur
gebesserten Fällen sogar noch nach 6 Monaten. Im allgemeinen wird aber
die günstige Beeinflussung gerade dieses die Kranken am meisten stören-
den Krankheitszeichens von ihnen selbst dankbar hervorgehoben. Am
wenigsten und langsamsten schienen die *Schleimhautherde* auf die Vitamin D$_3$-Gaben anzusprechen. In den 3 Fällen unseres Krankengutes

---

[1] Für die Überlassung der Vitamin D$_3$-Versuchspräparate, die jetzt als D$_3$-
Vigantol forte-Tabletten im Handel sind, danken wir den Firmen Bayer, Leverkusen,
und Merck, Darmstadt.

war eine erkennbare Beeinflussung nicht festzustellen, in einem Fall
(siehe S. 88) war 1 Monat nach Verschwinden der Hautveränderungen
vollständige Abheilung eingetreten.

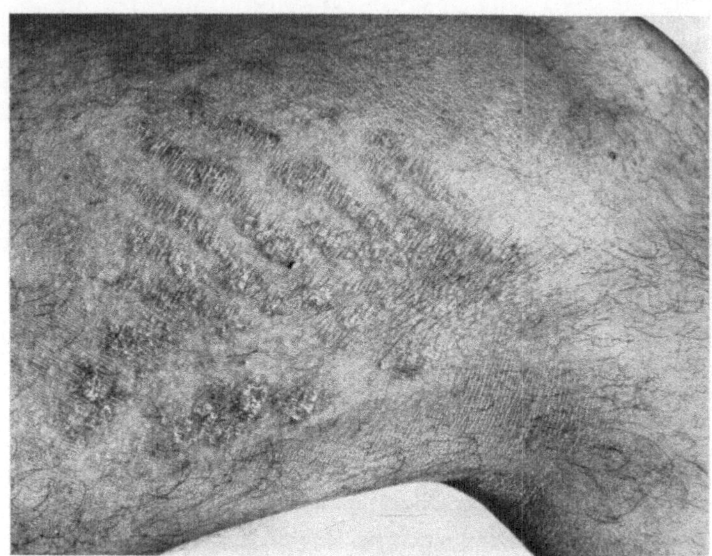

Abb. 1. Lichen ruber, linke Oberschenkelinnenseite, *vor* der Behandlung

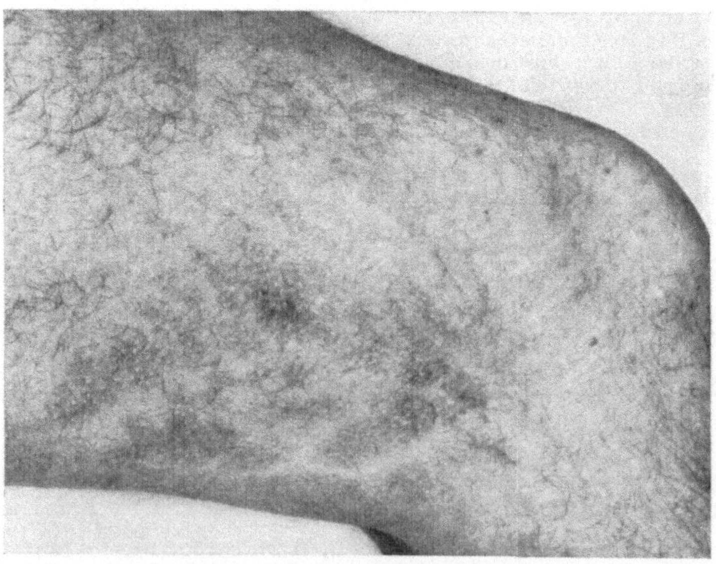

Abb.2. Derselbe Kranke *nach* 3¹/₂ monatiger oraler Vitamin D₃-Behandlung

Die *Nachbeobachtung* unserer Kranken betrug 6 Monate bis 2 Jahre. Bisher konnte bei einem 4 Monate, bei einem zweiten nach 2 Jahren nach vollständiger Abheilung ein Rückfall beobachtet werden. Bei einem gebesserten und bei einem später abgeheilten Fall traten noch unter der

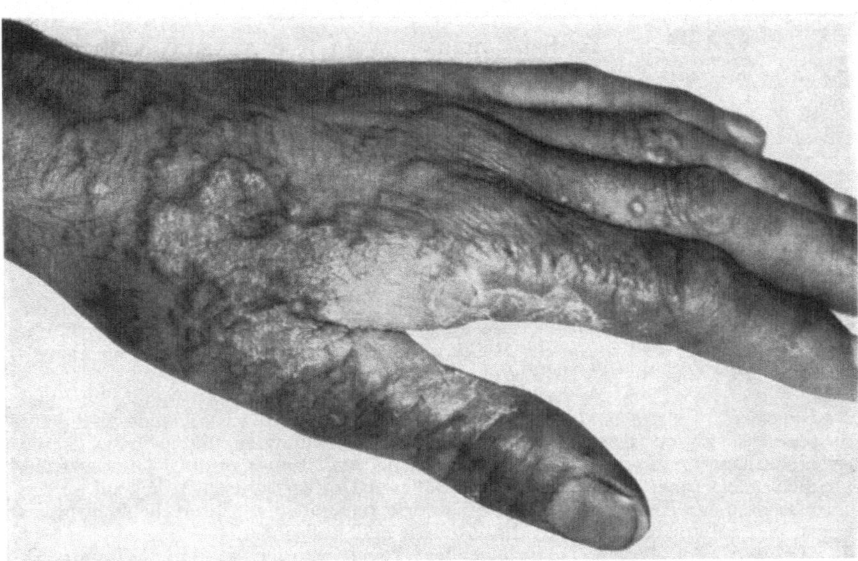

Abb. 3. Lichen ruber verrucosus, verstärkt nach Röntgenbestrahlung aufgetreten (Pat. R. M.)

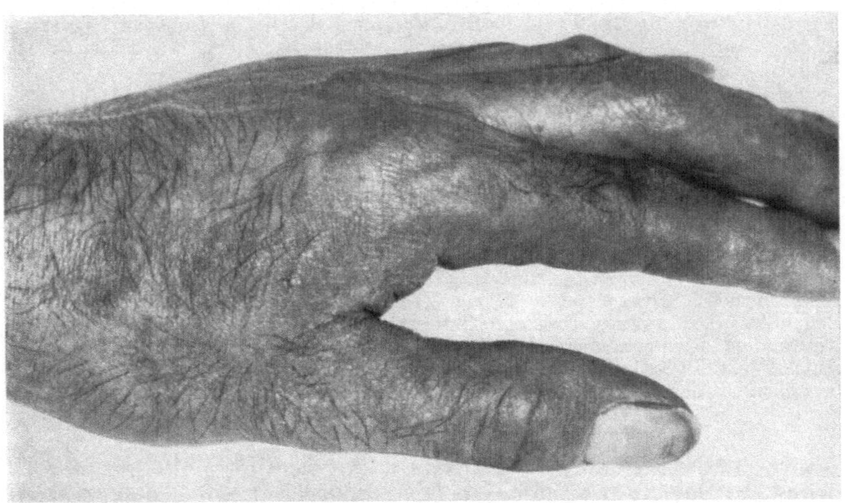

Abb. 4. Derselbe Kranke *nach* 4 wöchiger i.v. Behandlung mit Vitamin D$_3$ (4 mal wöchentlich 5 mg, Gesamtmenge 75 mg D$_3$)

D_3-Behandlung zahlreiche neue L.r.-Knötchen auf. Sie verschwanden mit Abklingen des ganzen Krankheitsbildes. Das scheint uns erwähnenswert, da es kein Anlaß sein sollte, das Mittel abzusetzen. Einmal haben wir auf die Fortführung der Vitamin D-Kur verzichtet, da bei Aufschießen zahlreicher neuer Papeln auch keine Abheilung der älteren Herde erkennbar war.

Der Verlauf und die Behandlung von 2 L.r.-Kranken sollen hier genauer mitgeteilt werden, da beide mit einem (nicht im Handel befindlichen) *intravenös* anwendbarem Vitamin D_3-Versuchspräparat überraschend schnell geheilt wurden.

1. Patient R. M., 32jähriger Kaufmann. Beginn des L.r. vor 10 Monaten mit erbsengroßen Knötchen am re. Oberarm und li. Handgelenk, geringer Juckreiz, bei Berührung stechendes Fremdkörpergefühl. Nach 3 Monaten wurde ein Hautarzt aufgesucht, der mit äußerlicher Behandlung und mit Injektionen keine Besserung erreichte. Nach weiteren 4 Wochen Ausbreitung auf Beine, Brust und Rücken. Durch Röntgenbestrahlungen beider Hände kam es zu einer Verschlechterung. Inzwischen waren auch Lippen, Zunge und Mundschleimhaut mitbefallen. Es wurde jetzt ein Versuch mit 2 mal 0,2 g Neoteben täglich 14 Tage lang unternommen. Inzwischen waren die Hände etwas angeschwollen und in ihrer Beweglichkeit eingeschränkt. Aufnahme in die Klinik.

Befund: Befallen waren Mundschleimhaut, Zunge, Lippen, Stamm und Extremitäten. Flächiges, bläulich-weißes Netzwerk der Wangenschleimhaut beiderseits; Zunge linsengroße, weißliche, oft ineinander übergehende, kaum erhabene Herde; Lippen stearinartige Papeln. Am Stamm vereinzelt linsengroße, bläulich-rote Papeln, vermehrt und zu größeren Herden zusammenfließend an den Streckseiten der Unterarme, an den Handrücken und den Unterschenkeln etwas verrucös; zahlreiche Papeln an Handtellern und Fußsohlen.

Verlauf: An 4 aufeinanderfolgenden Tagen wurden je 5 mg Vitamin D_3 (kolloidal in Wasser gelöst) langsam i.v. verabfolgt. Danach wurden 3 Tage Pause eingeschoben und anschließend der 4 tägige Stoß wiederholt. Insgesamt wurden so 75 mg Vitamin D_3 (= 15 Injektionen) gegeben, ohne Nebenerscheinungen. Blut-Ca, RR, Rest-N, Urinsediment und Allgemeinbefinden blieben unverändert normal.

Bereits nach 10—14 Tagen kam es zu einem deutlichen Rückgang der L.r.-Herde. Auffällig war dies besonders an den verrucösen Stellen des Handrückens (Abb. 3 u. 4). Nach 4 Wochen war der Patient erscheinungsfrei bis auf die Schleimhautveränderungen, die aber ohne weitere Behandlung nach weiteren 4 Wochen ebenfalls verschwunden waren. Bisher in 3 Monaten kein Rückfall.

2. Patient K. V., 25jähriger Steinbrucharbeiter. Beginn vor 10 Wochen mit zahlreichen Knötchen in der re. Ellenbeuge und in der Gegend der Schulterblätter. Vor 7 Wochen wurde ein Hautarzt aufgesucht, der innerlich Arsentropfen, lokal eine Salbe und 2 Buckybestrahlungen verordnete. Danach kam es zu einer generalisierten Aussaat über Stamm und Extremitäten, deswegen erfolgte Aufnahme in die Klinik. Es wurden jeden 2. Tag 5 mg Vitamin D_3 i.v. verabfolgt bei guter Verträglichkeit. (Allgemeinbefinden, Körpergewicht, Rest-N, Blutdruck, Blut-Ca, Urin normal). Gesamtmenge 75 mg Vitamin D_3. Nach 4 Wochen stationärer Behandlung bestand nur noch eine Pigmentation mit ganz vereinzelten papulösen Restherden, deswegen wurden nach der Entlassung 3 mal wöchentlich 5 mg Vitamin D_3 als Tabletten 4 Wochen lang gegeben. Danach blieb eine Pigmentation bestehen. Bisher 1 Jahr ohne Rückfall.

Nachtrag

4 weitere L.r.-Kranke wurden dann mit dem ebenfalls i.v. injizierbaren „Vi-De-Hydrosol" (Vitamin D_2 in wäßriger „Lösung" 600 000 E pro 1,5 cm³ Amp.) behandelt. In 3 Fällen wurde die Therapie stationär durchgeführt.

Dabei kam es bei einer 25jährigen Kranken, die bereits As und Grenzstrang-Bestrahlung ohne Erfolg erhalten hatte, nach 14 Tagen (20 mg D_2/Woche) zu weitgehender Besserung. Fortsetzung der Kur mit D_3-Vigantol forte-Tabletten (15 mg/Woche), Abheilung nach weiteren 2 Monaten. — Ein 18jähriger Patient mit einem 4 Monate bestehenden exanthematischen L.r.pl. erhielt in 8 Wochen 235 mg Vitamin D_2 i.v. (in den letzten 3 Wochen zusätzlich 2mal 1 cm³ Bismogenol i.m.). Bei den Kontrolluntersuchungen fiel ein Anstieg der Blut-Ca-Werte von 10,0 auf 12,4 mg-% auf. (Allgemeinbefinden, Rest-N, RR, Urin normal.) Bei der Entlassung bestanden noch braune, meist nur fleckige, ganz vereinzelt papulöse Restherde. Abheilung nach weiteren 4 Wochen (D_3-Tabletten wie oben). Eine 59jährige Kranke mit gleichzeitiger Psoriasis vulgaris konnte in 10 Wochen nur gebessert werden. Sie erhielt, bei wöchentlichen Gaben von 20 mg D_3, 80 mg per os und 120 mg i.v. — Der oben aufgeführte Rückfall nach 2 Jahren war ein 53jähriger Kranker, ebenfalls mit einer Psoriasis vulgaris als Nebenbefund. Das L.r.pl.-Rezidiv (Arme und Beine) stand wahrscheinlich in ursächlichem Zusammenhang mit der Einnahme von Psor-Intern (As-Gehalt = 1% As_2O_3), nachdem bereits früher einmal eine Verschlechterung des L.r. nach Spirotrypan-Gaben aufgetreten war. Der Patient klagte nach 115 mg D_2 i.v. (in 6 Wochen) über Kopfschmerzen bei deutlichem Rückgang des L.r. Das Blut-Calcium war auf 16,2% angestiegen. Nach Absetzen des Vitamin D_2 und reichlich Flüssigkeitszufuhr fiel der Wert nach 2 Tagen auf 11,8 mg-% und nach weiteren 12 Tagen auf 8,8 mg-%. Der Blutdruck war vorübergehend auf 200/110 angestiegen bei ödematöser Schwellung der Unterschenkel; EKG, Urin, Rest-N und Blutstatus o. B. Nach weiteren 3 Monaten war der L.r. bis auf einige braune Flecke an den Unterschenkeln verschwunden.

Durch verschiedene Probeausschneidungen aus den erkrankten Hautstellen während der D_3-Gaben (nach 1 Woche, 1, 3, 4, 5 und 7 Monaten) konnten wir die *feingeweblichen Veränderungen* des L.r. unter der Behandlung beobachten.

Die Befunde entsprachen denen, die bereits sonst von der Abheilung des L.r. bekannt sind. Es kam zu einer Verschmälerung der Epidermis bei deutlich bleibender Verbreiterung der Körnerschicht und mehr oder weniger ausgeprägter Hyperkeratose. Die durch das celluläre Infiltrat der oberen Cutis immer flacher werdenden Retezapfen verschwanden allmählich fast vollständig. Dabei trat die vorher häufig durchbrochene Basalzellschicht wieder als deutliche Begrenzung zur Cutis in Erscheinung, oft mit Auftreten von reichlich Pigment. An Stelle des lymphocytären Infiltrates war junges Bindegewebe getreten, welches noch von einzelnen, unregelmäßig verteilten Rundzellen durchsetzt war und zahlreiche prall gefüllte Blut- und weite Lymphgefäße erkennen ließ. Dazwischen fielen stellenweise unverhältnismäßig viele, mit groben Pigmentschollen versehene Chromatophoren auf. Im gleichen Schnitt konnten aber an anderen Stellen noch für den L.r. kennzeichnende Veränderungen mit dichten, nach unten ziemlich scharf abgegrenzten, fast rein lymphocytären Zellenansammlungen vorhanden sein.

Wir hatten überhaupt den Eindruck, daß überraschend lang (z. B. nach 5 Monaten) und häufig feingewebliche Bilder gefunden wurden, die noch die Diagnose der L.r. erlaubten, obgleich die Herde klinisch schon fast abgeheilt waren. Dieses Verhalten des L.r. unter Vitamin D erinnert somit an das des Lupus vulgaris bei der gleichen Behandlungsart. Es scheint nach unseren Erfahrungen aber nicht die Ursache für häufige Rückfälle zu sein.

Vergleichen wir unsere Ergebnisse mit denen des Schrifttums, so kann man feststellen: Die 100%ige Ansprechbarkeit des L.r. auf die Vitamin D-Behandlung von CHARPY konnte nicht bestätigt werden. Unsere Heilungsziffern sind aber höher als die von PASCHER und Mitarbeitern und von SPIER und THIES. Einschränkend muß auf die Schwierigkeit solcher

Vergleiche hingewiesen werden, denn das Krankengut der genannten Autoren ist kleiner als unseres, außerdem gelangte bei uns Vitamin D_3 zur Anwendung, das sicher in quantitativer, vielleicht aber auch in qualitativer Hinsicht eine etwas andere pharmakologische Wirkung entfalten kann als Vitamin D_2 (Auhagen und Kollstede, Gerstenberger, Grab, Harnapp, Jesserer, McChesney, Morgan und Mitarbeiter [1], Morgan und Mitarbeiter [2], Mrazek).

Die Anwendung von i.v. injizierbarem Vitamin D_3 eröffnet möglicherweise einen Weg für eine noch schnellere und zuverlässigere günstige Beeinflussung des L.r., gegebenenfalls können zusätzlich i.m. Bi-Gaben versucht werden. — Bei der Erklärung des Wirkungsmechanismus des Vitamin D_3 auf den L.r. müssen wir uns bisher auf unbewiesene Vorstellungen beschränken. Die Erfolge des bisher am meisten in der L.r.-Behandlung gebrauchten Arsens sind nach unseren Erfahrungen nicht besser als die des Vitamins D_3.

Zusammenfassung

Es wird über die Behandlung des Lichen ruber mit Vitamin D_3 berichtet. Ergebnis: Von 40 Kranken wurden 28 geheilt, 8 erheblich gebessert, 4 blieben unbeeinflußt und 1 davon verschlechterte sich. Bei 2 Kranken kam es zum Rückfall. Die Dauer der Behandlung betrug durchschnittlich 4 Monate, die Nachbehandlung 6 Monate bis 2 Jahre. Nebenerscheinungen wurden bei *intravenöser*, nicht bei der *oralen* Vitamin D-Verabfolgung beobachtet. Die feingeweblichen Veränderungen unter der D_3-Behandlung unterschieden sich nicht von den bisher bekannten Vorgängen beim Abklingen der Erkrankung.

Literatur

Auhagen, E., u. C. Kollstede: Z. Naturforsch. 4b, H. 4 (1949).
Bureau, Y., et Barrière: Ann. de Dermat. 5, 196 (1945).
Charpy, M. J.: Bull. Soc. franç. Dermat. 1946, 310.
Clément-Simon: Bull. méd. 26, 369 (1945).
Gerstenberger: Arch. Kinderheilk. 136, 173 (1949); Mschr. Kinderheilk. 97, 127 (1949).
Grab, W.: Z. physiol. Chem. 243, 63 (1936).
Harnapp, G. O.: Dtsch. Z. Verdgs- usw. Krkh. 11, H. 2/3 (1951).
Jesserer, H.: Wien. klin. Wschr. 1950, Nr. 8.
Löhe, H.: Dtsch. Gesundheitswesen 4, 30 (1949).
McChesney: Proc. Soc. Exper. Biol. a. Med. 57, 29 (1944); 58, 300 (1949).
Morgan, A. F., L. Kimmel and N. C. Hawkins: (1) J. of Biol. Chem. 120, 85 (1937).
— N. Shimotori and J. B. Hendricks: (2) J. of Biol. Chem. 134, 761 (1940).
Mrazek, R., C. R. Novak and C. J. Reed: Proc. Soc. Exper. Biol. a. Med. 51, 49 (1942).
Pascher, F., M. G. Silverberg, J. E. Marks and J. Markel: J. Invest. Dermat. 13, 89 (1949).
Prosser, M., u. J. Vosicky: Hautarzt 5, 222 (1950).
Riehl, G., u. O. Köpf: Die Hauttuberkulose und ihre Therapie. Wien: Wilhelm Maudrich 1950.
Schönfeld, W.: Lehrbuch der Haut- und Geschlechtskrankheiten, 6. Aufl. 1953.
Sommers, C., and R. G. McManus: Cancer (N. Y.) 6, 347—359 (1953).
Spier, H. W., u. W. Thies: Fortschr. prakt. Dermat. 2, 30 (1955).
Strakosch, E. A.: Arch. of Dermat. 67, 496 (1953).

Namenverzeichnis